Abenteuer Abstinenz

ANTON ERHART

Abenteuer Abstinenz

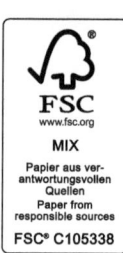

Bibliografische Information der Deutschen Nationalbibliothek:

Die Deutsche Nationalbibliothek verzeichnet diese Publikation
in der Deutschen Nationalbibliografie; detaillierte bibliografische
Daten sind im Internet über https://portal.dnb.de/ abrufbar.

Satz, Umschlaggestaltung, Herstellung und Verlag:
BoD – Books on Demand, Norderstedt

ISBN: 978-3-7534-8515-7

Inhalt

Mysterium Abstinenz

Abstinenz wird im allgemeinen Sprachgebrauch als Enthaltsamkeit oder Verzicht bewertet.

Für mich als trockener Alkoholiker bedeutet Abstinenz hingegen Freiheit, die Abwesenheit von körperlicher Abhängigkeit und eine gesunde Geisteshaltung.

Der Begriff Abenteuer ist bezeichnend für eine risikoreiche Reise oder Erkundung. Ich habe beide Begrifflichkeiten bewusst gewählt und zum Titel dieses Buches gemacht.

Während meiner Trinkerzeit konnte ich mir ein Leben ohne Alkohol und Zigaretten nicht vorstellen. Zu anstrengend erschien mir der Verzicht auf meine geliebten »Stützen des Alltags«. Ich gehörte noch zu der Bevölkerungsgruppe, die mit Alkohol und Nikotin, persönliche Freiheit, Entspannung, Geselligkeit, Lebensqualität, Genuss und die legale Möglichkeit sehen, sich in einen anderen Erlebniszustand zu versetzen. Dass es auch eine andere Sichtweise zu den Suchtmitteln gab, war mir schon klar, doch ich war der Meinung, dass ich noch jung bin und nicht immer nur vernünftig sein wollte. Vernünftig und korrekt musste ich schon während der Arbeit sein und in wichtigen Situationen des Alltags und gesellschaftlichen Lebens. In meiner Freizeit nahm ich mir die Freiheit auf bestimmte Werte und Normen zu verzichten, begehrte als Jugendlicher auch gegen die Regeln der Erwachsenenwelt auf. In dem Zustand des Angetrunkenseins meinte ich Abenteuer erleben zu wollen, traute mich Hemmschwellen zu überschreiten und Regeln zu brechen. Bis ich mich an beide »Begleiter« gewöhnt hatte und der Alltag ohne sie nicht mehr denkbar war.

Als die gesundheitlichen, sozialen und psychischen Probleme durch meinen Alkoholkonsum überhandnahmen und ich mich durch Druck von außen (Ehefrau, Arbeitgeber, Freunde) genötigt sah, zeitweise auf »meinen Freund« zu verzichten, meinte ich immer noch Herr über mein Denken und Handeln zu sein. Die quartärlichen Abstinenzphasen dienten dazu mein Umfeld zu beschwichtigen und mir die falsche Sicherheit zu geben, dass ich alles im Griff hatte. Eine selbstgewählte Abstinenz schien mir damals undenkbar, jenseits meiner Vorstellungskraft. Die Not, Scham und Willenskraft, halfen mir über Tage, Wochen, manchmal Monate, ohne »meinen Stoff« zu leben. Bis ich in eine Phase trat, in der ich selber einsah, dass der Verzicht auf Alkohol notwendig war. Für mich gab es aber nur eine Art der Abstinenz: »Den unbedingten Willen zum Verzicht«. War diese Willensenergie aufgebraucht, meistens nach wenigen Wochen, rutschte ich wieder in gewohnte Trinkmuster und die Rückfälle wurden immer brutaler, bis hin zu Krampfanfällen und Wahnvorstellungen. Ich sehnte mir langfristige Trockenheit herbei, hielt aber an der Alleingültigkeit der Willensentscheidung fest. Es konnte nur über den unbedingten Willen zum Verzicht gehen, so meine Sichtweise. Nach 2 Jahren (8 Entgiftungen, Krampfanfällen und unzähligen Rückfällen) war ich so hilflos und wehrlos, dass ich es zuließ, dass mir geholfen wurde.

Angst

Meine Entscheidung mir helfen zu lassen ist aus der Angst geboren, dass ich mich totsaufen könnte. Nicht nur in dieser Phase meines Lebens bestimmte Angst mein Denken und Handeln, auch schon vorher, in der Kindheit und der Pubertät bis in das Erwachsenenalter. War es in der Schule die Angst vor Versagen und schlechten Noten, so entwickelte sich diese Angst weiter in der Ausbildung und im späteren Berufsleben. Ich stellte mir häufig die Fragen: Bin ich gut genug? Ist mein Chef zufrieden mit mir? Kann ich das alles leisten? Selbstzweifel waren in meinem Lebensalltag Normalität, solange ich nüchtern war. In angetrunkenem Zustand konnte ich diese Zweifel und Ängste überdecken, beiseiteschieben, vergessen. Zumindest für einige Stunden. Angst war ein vertrauter Begleiter über die Jahre und ich meinte, sie gehört einfach zu mir und meinem Wesen dazu und ich könne daran nichts ändern. Die Gesellschaft und mein Umfeld stellten bestimmte Erwartungen an mich und ich müsse diese erfüllen, damit ich akzeptiert, respektiert und gemocht werde. Mit dem Älterwerden würde diese Angst schon weggehen, so hoffte ich zumindest. Dieses Gefühl bestimmte also mein Denken und mein Handeln. Lieber nichts machen, bevor ich etwas falsch mache. Lieber ängstlich anstatt mutig sein, lieber in der Masse mitschwimmen, nur nicht auffallen. Ein defensives Leben habe ich geführt. Warten bis andere mir Aufgaben übertragen, ein typischer »Befehlsempfänger«, der dann mit Eifer versucht die Erwartungen anderer zu erfüllen. Weitere Fragen waren: Was wird von mir erwartet? Wie habe ich zu sein? Phasenweise konnte ich aber auch Anerkennung und Wohlwollen erhaschen. In der Endphase meiner Schulzeit hatte ich einen Lehrer, der mir das Gefühl gab, dass ich gut war und was konnte. Jahre später hatte ich einen Vorarbeiter, der mir Verantwortung übertrug und mich in die Rolle hineinwachsen ließ. Ich lebte auf, war stolz auf mich, weil ich viel leistete. In dieser Zeit war Alkohol nicht so wichtig. Wichtig war diese Anerkennung und Wertschätzung, die ich so sehr brauchte. Bis ich meinte, dass ich so gut war, dass ich diesen Arbeitsalltag auch mit Alkohol bewältigen konnte. Dann kam sie zurück, die Angst. Insgesamt bin ich 16 Jahre vom Alkohol, von meinen Ängsten und meinen Selbstzweifeln begleitet worden.

Den Begriff einer »zufriedenen Abstinenz« habe ich das erste Mal während meiner stationären Therapie gehört. Doch keiner konnte mir genau sagen, was das eigentlich ist, wie man das macht oder wie das gehen soll. Das ist nun 24 Jahre her.

Seit dieser Zeit habe ich das Glück, zufrieden ohne Alkohol leben zu können, erlebt. Allerdings habe ich mir auch die Fähigkeiten dazu erarbeitet. Es ist also nicht nur Glückssache oder günstige Umstände, ein wohlwollendes Umfeld oder Disziplin.

Was ist eine zufriedene Abstinenz?

Frage ich 10 Personen, bekomme ich vermutlich auch 10 unterschiedliche Erklärungen mit abweichenden Schwerpunkten.

Ich möchte in diesem Buch meine Erlebnisse beschreiben, meine Erfahrungen schildern und meine »Haltung« mitteilen.

Habe ich in meinem letzten Buch »Mach Dich un-abhängig, vom Sollen zum Wollen«, noch die möglichen Wege aus der Sucht beschrieben, möchte ich diesmal einen Schritt weitergehen. Wie gelingt es mir und anderen trockenen Alkoholikern, langfristig zufrieden ohne Alkohol zu leben? Was bedeutet Abstinenz für mich und was kann sie für Dich sein?

Im Laufe der Jahre habe ich viele Gespräche geführt, beeindruckende Lebenswege gehört, an unzähligen Meetings teilgenommen, tolle Menschen kennengelernt und dadurch auch viele unterschiedliche Wege der zufriedenen Abstinenz erfahren. So unterschiedlich diese Menschen mit einer Suchtbiographie auch sind, so eint sie doch ein gemeinsamer Glaube. Der Glaube, dass eine langfristige zufriedene Abstinenz, meistens nur über eine zufriedene Lebensführung möglich ist.

»Sein Haus aufräumen«, »sich ehrlich machen«, Vergangenheit aufarbeiten«, »im Hier und Jetzt leben«, »Kapitulieren und Akzeptieren«, »Nicht mehr bereit sein die Konsequenzen zu tragen«, »Nein sagen«. Das sind nur einige Schlagworte und Redewendungen, die mir immer wieder begegnen und Betroffenen helfen.

Auch mir wurde geholfen. Vom Hilfesystem, von Menschen die selber betroffen waren, von Therapeuten, von Selbsthilfegruppen, von Menschen, die es einfach nur gut mit mir meinten. Ohne diese Unterstützung und Begleitung in der Vergangenheit, könnte ich diese Zeilen wahrscheinlich heute nicht schreiben.

»Nur Du alleine schaffst es, doch Du schaffst es nicht allein« ist nur ein Slogan der mir in Online Selbsthilfegruppen begegnet ist. Dieser Satz spiegelt für mich wieder, dass die wenigsten Suchtkranken ohne Hilfe den Weg aus ihrer Abhängigkeit schaffen. Zu sehr sind sie in ihrem Muster gefangen, Probleme bewältigen zu wollen, nach Lösungen zu suchen, Leben zu meistern. Überwiegend werden die Probleme im »Außen« gesucht, anderen Menschen oder bestimmten Umständen die Schuld für ein Scheitern gegeben. Dabei ist man meist selbst das Problem und somit auch die Lösung. Diese Einsicht erfahren viele Menschen erst durch den offenen Austausch mit Gleichgesinnten.

Für mich begann der Weg zur zufriedenen Abstinenz, indem ich mich öffnete, von mir und meinen Gefühlen sprach, mit Menschen die zuhörten, weil sie wussten wovon ich sprach.

Denn: Sie sind wie Ich!

Wege entstehen dadurch,
dass man sie geht

Ein Abenteuer habe ich nicht erwartet, als ich am 08.Oktober 1996 von meinem Suchtberater zur Fachklinik in Salzgitter-Ringelheim gefahren wurde. Dennoch war ich sehr aufgeregt, wusste ich doch nicht, was mich dort erwartet. Niemand konnte mir im Vorfeld schlüssig und klar erklären, was dort stattfindet. Weder die Bekannten, die schon mal eine Therapie gemacht haben, noch der Suchtberater selbst. Irgendwie bekam ich von niemandem die Antworten, die ich haben wollte. Vielleicht fragte ich aber auch nur die falschen Fragen.

Meine Erwartungen gingen dahin, dass dort, irgendwo in einer Schublade, die 10 Gebote für ein Leben ohne Alkohol lagen und ich diese nur auswendig lernen und befolgen musste. Mein Leben irgendwie so weiterführen, nur ohne Alkohol. Irgendwie so müsse es doch gehen, dachte ich.

Klarheit war das was mir fehlte und die ich fast bis Ende der Therapie auch nicht bekam. Erst im letzten Drittel der 19-wöchigen »Entwöhnungsbehandlung« wurde klarer, was »Ich« wollte. Dort, in geschütztem Rahmen, erarbeitete ich mir bestimmte Grundsätze für mein Leben nach dem Alkohol. Dieser Veränderungsprozess war spannend und ich entdeckte mich neu. Ein Ich, welches vergraben, verschüttet und unentdeckt war bis dahin. Eine Seite, oder mehrere Seiten meiner Persönlichkeit, welche ich bis dahin so nicht gelebt habe, weil nicht wahrgenommen in mir schlummerte.

Meine Grundhaltung am Ende der Therapie war klar: Mein Leben wird nur ohne Alkohol nach meinen Vorstellungen gelingen. Ich bin nicht mehr bereit die Konsequenzen des Trinkens zu tragen. Ich verliere nichts, indem ich nicht mehr trinke. Denn: Ich kann nicht verlieren, was ich nicht mehr besitze. Nämlich die Fähigkeit vernünftig mit Alkohol umgehen zu können. Diese habe ich nie besessen oder ich habe mir diese Fähigkeit versoffen. Ich möchte auf meine Gefühle und Bedürfnisse achten und auch danach leben. Als Sicherheit für die Zeit nach der Therapie, habe ich noch eine »Nachsorge« durch die Suchtberatung vor Ort beantragt, um das erste halbe Jahr im neuen Leben nicht ohne professionelle Begleitung zu starten. Mir war bewusst, dass ich am Anfang von etwas stehe und nicht mit Beendigung meiner Therapie schon fertig war und etwas erreicht hatte. Bis dahin war alles nur in meinem Kopf, auch ein wenig im Bauch und in der Brust. Der Kopf hatte Klarheit, Bauch und Brust fühlten Freude, Zuversicht, Lust auf Veränderung und Hunger nach Leben. Eine gewisse Vorsicht und Respekt hatte ich aber auch im Gepäck als ich den sicheren Hort verließ, am 27.02.1997. Die ersten Tage in »freier Wildbahn« arbeitete ich meine Termine ab, welche ich in Absprache mit meinem Therapeuten noch in der Klinik für mich als wichtig und eilig angesehen hatte. Es stellte sich aber schon bald heraus, dass meine Vorstellung vom Alltag nicht umsetzbar war. Meine Frau war psychisch krank geworden und sie konnte die Kinder nicht mehr angemessen versorgen. Schule und Jugendamt schalteten sich ein und ich übernahm im September 1997 die Kindererziehung. Das war während meiner Therapiezeit überhaupt nicht auf meinem Plan.

Doch ich habe diese Aufgabe angenommen, darin auch Erfüllung und Freude gesehen und konnte mich recht gut und schnell mit der Rolle des alleinerziehenden Vaters identifizieren.

In der Zeit von März bis September habe ich meine Nachsorgegruppe genutzt, habe Gruppen- und Einzelgespräche

wahrgenommen und mich einer Selbsthilfegruppe angeschlossen. Außerdem habe ich meinen Sucht-Lebensweg aufgeschrieben, um meine Vergangenheit besser zu verarbeiten,
neu zu bewerten und hinter mir lassen zu können.

Meine Wohnung war eine Alkoholfreie Zone, ich bin achtsam und bewusst durch die Tage, hatte Menschen mit denen
ich reden konnte über Gedanken und Gefühle. Ich habe alles umgesetzt, was ich gelernt habe. Die Kinderbetreuung
füllte die Tage aus, doch ich vergaß mich nicht dabei. Ich
habe mir eine Fitnessstation zugelegt, um in der freien Zeit
mich sportlich zu betätigen, war spazieren, führte Gespräche
mit Tiefgang, lernte neue Menschen kennen und schätzen.
Den Kontakt zu meinem alten Bekanntenkreis beendete ich,
wusste auch kein gemeinsames Thema mehr mit ihnen zu besprechen. Sie waren mir fremd geworden und irgendwie weit
weg. Ich hatte eine Aufgabe, die mir Freude bereitete und die
sich gut mit meinem Abstinenzwillen verbinden ließ. Als alleinerziehender Vater hatte ich Verantwortung und um diese
gewissenhaft zu erfüllen, wollte ich weiterhin zufrieden ohne
Alkohol leben. Mein Leben war einfach und überschaubar
geworden. Ich hatte mich und mein Leben im Griff. Das war
etwas, was ich zu Trinkerzeiten herbeigesehnt hatte. Dieser
Wunsch, dieser Traum, diese Sehnsucht hatte sich erfüllt.
War ich etwa bei mir und meiner Bestimmung angekommen?
Es fühlte sich so an.

Zu euphorisch wollte ich aber nicht werden. Ich hatte mich
ja während der Therapiezeit besser kennengelernt, Stärken
und Schwächen begriffen und ich wusste von mir, dass es mir
nicht zu gut gehen durfte. Zu gut war nicht gut. Zu schlecht
aber auch nicht. Mein Ziel war es, in einem gedanklichen
und vor allem emotionalen Korridor zu bleiben. Mir durfte
es gut gehen, weil ich nicht mehr trank. Begann ich aber
dann wieder gedankliche Höhenflüge zu bekommen, klopfte

ich mir auf die Finger und holte mich wieder runter, blieb nur ein wenig überm Boden. Ganz auf dem Boden war ich aber im ersten Jahr meiner Abstinenz nicht. Dieses Gefühl der Befreiung von Abhängigkeit ließ mich schon ein wenig schweben, erleichterte mir mein Leben und hatte zur Folge, dass ich mutig auf die Herausforderungen zugehen wollte. Es war schon toll, dieses »neue Leben«. Im Januar 1998 wurde unsere Ehe geschieden und nach anfänglichem »Rosenkrieg« konnten meine Frau und ich erst einen Waffenstillstand vereinbaren und mit der Zeit wurde dann auch ein Friedensvertrag daraus, der bis heute hält. Damit konnte ich auch wieder ein Kapitel der Vergangenheit schließen und hinter mir lassen, befreiter in der Gegenwart sein und zuversichtlich in die Zukunft blicken.

In der dunklen Jahreszeit saß ich gerne abends am PC und habe geschrieben. Darüber, was sich in meinem Leben alles zum Guten gewendet hat, seit ich nicht mehr trank und auch darüber, wie es sich für mich anfühlte. Ich wollte diese Phase meines Lebens festhalten, damit ich in späteren Jahren nachlesen kann, wie es mir in der »Wendezeit« ging. Gedanken sind flüchtig und Erinnerungen verblassen oder verändern sich mit der Zeit. Das wollte ich vermeiden. Außerdem wollte ich weiterhin bewusst Leben, mir Gedanken um mich und meinen Werdegang machen.

Mein Begleiter auf Abstand war Klaus aus Bielefeld. Sein Buch »trocken und clean« drückte mir mein Therapeut vor Weihnachten 1996 in die Hand und riet mir, Kontakt mit dem Herausgeber aufzunehmen. Was ich dann auch noch während der Therapiezeit schriftlich tat. Es kam ein Brief zurück und sinngemäß waren die ersten Worte: »Schön, dass Du dich auch auf den Weg gemacht hast«. Ein wildfremder Mensch beantwortete meine Post und wollte weiter mit mir in Kontakt bleiben. Er hatte mir ungefähr 10 Jahre Abstinenz voraus.

Wir hielten Kontakt. Erst per Brief, später per Mail und Telefon. Klaus war für mich ein wichtiger Ratgeber und Orientierung in meiner Abstinenz. 1999 oder im Jahr 2000 fragte er mich, ob ich eine Diskette für ihn hätte von meinen Berichten. Er wolle etwas von mir in die Homepage seiner Selbsthilfegruppe stellen. Na klar habe ich ihm eine Diskette geschickt und gleichzeitig einen Internetfreak aus meinem Bekanntenkreis gebeten, mir meinen PC internettauglich zu machen, damit ich mein Geschriebenes auch sehen konnte im Netz. So kam ich ins Internet. Und Klaus begleitete mich weiter, bis heute. Danke Klaus!

2004, im Juni, meldete sich eine Fernsehredakteurin bei mir per Mail. Sie suchte noch jemanden für eine Sendung und meine Geschichte in Klaus seiner HP hatte es ihr angetan. Es war schon ein innerer Kampf, bis ich zusagte. Schließlich würde ich mich als Alkoholiker outen und für Fernsehen war ich eigentlich zu feige-eigentlich. Ich sagte zu und 4 oder 5 Tage später saß ich in München im Fernsehstudio, brachte die Fernsehsendung hinter mich und als ich wieder in Bremen landete, fragte ich mich: »Hast Du das jetzt wirklich gemacht«? Im September war dann die Ausstrahlung und ganz so schlecht wie befürchtet wirkte ich nicht im Fernsehen. Ich erwähne dieses Ereignis nicht des Selbstlobes willen, sondern weil mich dieses »mutig« sein auch in anderen Bereichen hat mutiger werden lassen. Im September 2004 hörte ich dann mit Rauchen auf. Die ersten 14 Tage waren erwartungsgemäß schwer, doch dann wurde es leichter. Frei nach dem Motto: »Alles ist schwer, bevor es leicht wird«. Im Vergleich zum Trinken aufhören, war das Rauchen sein lassen relativ einfach. Das ist aber mein persönliches Empfinden. Ich kenne einige Menschen, denen das Rauchen hinter sich lassen schwerer erscheint.

Ein Jahr später schickte mir eine Freundin aus Wismar

eine Mail, in der stand: »Du, du wolltest doch schon immer mal ein Buch schreiben« und darunter stand die HP Adresse eines Verlages. Ich also mir den Verlag angeschaut, per Mail einige Verständnisfragen gestellt und dann hingesessen und in die Tasten gehauen. 12 Wochen später hatte ich mein erstes eigenes Taschenbuch in den Händen. Das war Februar 2006 und weil ich mit dem Ergebnis zufrieden war, hab ich meine Suchtgeschichte gleich noch hinterher geschoben, im Mai. In der örtlichen Presse gab es Aufmerksamkeit und ich bekam etliche Rückmeldungen von Lesern der Zeitung und Lesern der Bücher. Es war schon spannend plötzlich ein »öffentlicher« Alkoholiker zu sein. Vor dem Fernsehauftritt und vor den Büchern war nur in meinem Bekannten- und Verwandtenkreis bekannt, dass ich trockener Alkoholiker bin. Ich fragte mich dann schon, was das wohl mit mir machen könnte. Schließlich machte ich mich öffentlich und vielleicht auch angreifbar. Wie würden die Freunde meiner Kinder darauf reagieren? Ich wollte ja nicht, dass meine Kinder durch mich gemobbt oder sonstige Nachteile bekämen. Es waren aber nur Befürchtungen und dabei blieb es auch.

Im Gegenteil: Ich bekam Einladungen von Lehrern, um in deren Schulen meine Geschichte zu erzählen. Auch das habe ich mich getraut, obwohl ich ja eigentlich mal ängstlich war und vor Publikum überhaupt nicht sprechen konnte. Als dieses erste Interesse an meiner Person und an meinem Thema nachließ, kehrte ich in meinen Alltag zurück und stellte für mich fest, dass ich nach fast 10 Jahren immer noch, oder weiterhin, nach den Grundsätzen aus der Klinik lebte. Mir war, als sei ich in meiner Abstinenz stehen geblieben und hätte mich nicht weiterentwickelt. Ich weiß: Ein Anderer wäre froh um diese 10 Jahre ohne Alkohol und würde nicht sich hinterfragen, sondern weiter auf dem Weg bleiben, schließlich hatte sich dieser Weg und die Grundhaltung dahinter bewährt. Ich war auch froh und dankbar, wollte aber noch mehr über die Hintergründe meiner Erkrankung wissen und lernen. In dem Glauben: Je mehr ich über das Wesen meiner Erkrankung weiß, umso stabiler und fester kann meine Abstinenz werden. Auf Erreichtem wollte ich mich nicht ausruhen, sondern vorwärts gehen und neugierig bleiben.

Durch Unterstützung meiner damaligen Fallmanagerin (Danke Claudia) und der Suchtberatung, begann ich im Dezember 2007 meine erste Suchthelferausbildung in Bremen. Diese dauerte ca. ein halbes Jahr und ich konnte nebenher arbeiten. Im Herbst 2008 bekam ich das Angebot als Dozent das Thema Sucht und Abhängigkeit zu vermitteln. Um ein Konzept auszuarbeiten, wurde mir eine Pädagogin zur Seite gestellt und unter ihrer Anleitung wurde da auch was Anständiges draus (Danke Christa). Fast 10 Jahre habe ich diese Dozententätigkeit, neben meinem Hauptberuf, ausgeübt. Über die Jahre kamen da mehrere Hundert Vorträge zusammen. Und keiner war langweilig, zumindest nicht für mich. Auch daran konnte ich wachsen. Inzwischen gehe ich entspannter auf Anfragen von Schulen oder Einrichtungen zu. Eine gesunde Anspannung ist zum Glück geblieben. Da bleibt der Kopf wach und Zahlen, Daten und Fakten bleiben abrufbar, der Geist rege. Einer besonderen Herausforderung habe ich mich vor 2 Jahren gestellt. Suchtprävention in einer Jugendarrestanstalt. Das war schon spannend. Knapp 1 Jahr habe ich mich ehrenamtlich dieser Aufgabe gestellt. Aus Zeitgründen habe ich diese Tätigkeit aufgegeben. Zu viele Baustellen (unterschiedliche Tätigkeiten) sind nicht gut. Auch hier gilt es ein gesundes Maß zu halten. Aktuell bin ich mit meiner Work-Life-Balance zufrieden.

2009, bei einem Fußballturnier mit Wohnungslosen, wurde ich von einem Sozialarbeiter gefragt, ob ich nicht Lust hätte in die ambulante Betreuung von suchtkranken Menschen einzusteigen. Ich habe zugesagt und seit Januar 2010 bin ich hauptberuflich in diesem Bereich tätig. Auch hier hieß es: Wachsen mit den Herausforderungen. Zum Glück habe ich ein gutes und professionelles Team um mich, welches mich unterstützt und diese schwere Arbeit als nicht ganz so schwer empfinden lässt.

Als besondere Ehre sehe ich es an, dass ich von der Chefin der örtlichen Suchtberatung 2012 gefragt wurde, ob ich mir vorstellen könnte die Motivationsgruppe der Fachstelle zu moderieren und zu leiten. 1996 saß ich als Hilfesuchender in der Motivationsgruppe. Natürlich habe ich zugesagt, durfte einige Lehrgänge und Fortbildungen machen. Inzwischen sind es schon 8 Jahre, dass ich diese Aufgabe mit Freude leiste.

Nun ist die Auflistung meiner Tätigkeiten und Erfolge bald vorbei. Es fehlt eigentlich nur noch, dass ich 2008 und 2015 jeweils noch ein Taschenbuch veröffentlicht habe und dass zwischendurch auch noch der ein oder andere Fernsehauftritt war. So, nun ist aber gut.

Das Motto meines 1. Ehemaligentreffens in der Klinik war: »Wachsen wie ein Baum« Das habe ich mir zu Herzen genommen und mich nach und nach weiterentwickelt. Die Wurzeln sind in der Klinik, danach kam die Kindererziehung, später die Arbeit im Suchtbereich und die Dozententätigkeit. Inzwischen habe ich auch schon fast die Figur von einem Baum. Diese Entwicklung war möglich durch günstige Umstände, wohlwollende Menschen, eine zufriedene Lebensführung und dem Bewusstsein, dass ich weiter an meinem Thema (meine Alkoholerkrankung) dranbleiben möchte. Ich habe für mich einige Erkenntnisse gewonnen, die ich Dir gerne weitergeben möchte. Dies soll nun keine Wiederholung aus den vorherigen Büchern sein, in denen Ich Tipps gegen

Rückfälle gegeben habe und motiviert habe, um vom Sollen zum Wollen zu kommen. Nein, in den nachfolgenden Kapiteln möchte ich Dir nicht mit lebenspraktischen Hinweisen kommen, sondern mehr »das dahinter« erläutern, so wie ich es verstehe. Abstinenz als innere Haltung vermitteln, Dir erzählen, was für mich alles dazugehört. Und ich sage es Dir gleich: Ich will das Rad nicht neu erfinden und ich hab das auch nicht getan. Irgendwie hast Du vielleicht das ein oder andere schon mal gehört oder gelesen. Vielleicht findest Du in meinen Gedankengängen aber auch etwas Hilfreiches für Dich, was Dich weiterbringt.

Resilienz

Ich weiß gar nicht mehr genau, wie viele Jahre ich schon ohne Alkohol gelebt habe, als mir das erste Mal der Begriff »Resilienz« begegnete. Soweit ich mich erinnern kann, dürfte das bei einer Suchthelferausbildung gewesen sein. Oder doch beim Praktikum auf einer Entgiftungsstation? Egal. Auf jeden Fall beschäftigte ich mich nach und nach immer mehr mit dem Thema und meiner persönlichen »Widerstandskraft«. In Büchern darüber fand ich Antworten und konnte mir dadurch meinen Werdegang zum Trinker und die Entwicklung danach erklären. Mir hat dabei geholfen, dass ich anscheinend die Fähigkeit besitze Gelesenes auf mich anzuwenden, in mein Leben rüber zu nehmen. Ich probiere es aus. Es gibt Menschen, die Ratgeber zu Hauf verschlingen, dieses Wissen im Buch aber nicht für sich anwenden. Es bleibt einfach im Gedächtnis, verlässt aber den Kopf nicht, wird nicht gelebt. Ich kann mir mein Leben erklären, weil ich Erklärungsmodelle in Büchern gefunden habe und mit meinen persönlichen Erlebnissen in Verbindung bringen kann. Zusätzlich bin ich in der Lage den Wandel meiner Persönlichkeit während der Therapie nachzuvollziehen. Aus heutiger Sicht sage ich mir, dass in meiner Therapie auch »Resilienz-Schulung« stattgefunden hat.

Meine Definition von Resilienz ist: Die Fähigkeit Lebenskrisen und schwierige Situationen zu meistern und daran zu wachsen! Diese Fähigkeit ist wohl in den meisten gesunden Menschen grundsätzlich vorhanden, nur unterschiedlich ausgeprägt. Warum das so ist, liegt meines Erachtens in der unterschiedlichen Entwicklung der Persönlichkeiten im Kindes- und Jugendalter. Menschen mit einer guten Widerstandsfähigkeit haben Unterstützung und Begleitung durch Familie, Freunde, Schule, Vereine erfahren und konnten sich dadurch gut entwickeln. Strategien zur Bewältigung von Problemlagen sind von den Eltern an die Kinder weitergegeben worden. Eltern, Lehrer und Freunde sind/waren gute Ratgeber, um Hilfestellung in der Entwicklung des jungen Menschen zu leisten. Bei weniger widerstandsfähigen Menschen verlief die Entwicklung dagegen weniger günstig. Schulprobleme, Probleme mit dem Elternhaus, soziale Isolation sind keine guten Voraussetzungen, um in das Leben hineinzuwachsen. Bei mir waren das fehlende Selbstbewusstsein/Selbstwertgefühl und die schwach ausgeprägte Selbstachtung Hauptgründe, warum ich mich in den Alkohol flüchtete. Im Alter von 14 bis 16 oder 17 war ich im Sportverein, habe die Schule abgeschlossen und eine Ausbildung gemacht, wurde mir auch von Familie und Freunden Unterstützung angeboten, doch ich wollte oder konnte diese nicht annehmen. Anstatt dessen habe ich mich zurückgezogen, wollte Leben selbst herausfinden und den schwierigen Weg gehen.

Optimismus ist eine Säule der Resilienz, die ich in der Klinik wiederentdecken durfte. Angekommen in der Klinik bin ich mit gebückter Haltung, erdrückt von meinen angehäuften Sorgen und Problemen. Ich glaubte unfähig zu sein, mein Leben nach meinen Vorstellungen zu verändern. Hatte ich überhaupt eine Vorstellung von dem was ich wollte? Eher nicht. Mir ging es ja eher darum etwas zu vermeiden, anstatt etwas zu erreichen. Wenn ich nicht weiß was ich will, kann ich es auch schlecht erreichen. Wie war das noch mal: »Wer den Hafen nicht kennt, in den er segeln will, für den ist kein Wind der Richtige«. Doch bevor ich herausfinden konnte, was ich erreichen möchte, musste ich erst Frieden mit mir selbst machen. Schließlich war ich über die Jahre hinweg immer wieder an mir gescheitert und der Glaube an mich selbst war gering. Häufig wollte ich in meinen Trinkpausen daran glauben, dass ich nun endlich ohne Alkohol leben kann und als ich meinte mein Leben wieder im Griff zu haben, entglitt es mir wieder durch das Trinken. Selbstzweifel und Pessimismus wurden immer stärker und ich fühlte mich in der Opferrolle manchmal auch gut aufgehoben. So konnte ich für meine Unfähigkeit dem Alkohol zu entsagen, anderen Menschen oder Umständen die Schuld geben und meinte keine Verantwortung dafür übernehmen zu müssen. Unterstützung auf dem Weg zu mir und meinem positiven Ich, bekam ich durch die Menschen in der Klinik. Egal ob Patienten oder Personal. Mir wurde wertschätzend begegnet und es war OK, wie ich in diesem Augenblick war. Das war ganz wichtig für meine Gesundung. Wenn ich mich schon nicht mehr OK fand, taten es wenigstens die Menschen um mich herum. Ich brauchte mich nicht mehr durch die Tage kämpfen, sondern konnte zur Ruhe kommen. Ich war geschützt in dieser Umgebung, mehr vor mir selber als vor Bedrohung von außen. In diesem geschützten Rahmen hatte ich die Möglichkeit mich meiner Vergangenheit zu stellen, diese aufzuarbeiten, neu zu bewerten. Das war sehr wichtig für mich. Meine Vergangenheit mit Alkohol, in der ich viel Blödsinn gemacht habe, versuchte ich ja meistens zu verdrängen oder vor mir selbst zu verleugnen.

Auseinandersetzung mit mir war nicht meine Stärke. Mit der Zeit, den Tagen und Wochen mit Einzel- und Gruppengesprächen, wurde es aber besser und ich war in der Lage meine Vergangenheit anzunehmen, als Teil von mir zu sehen, ja sogar als Erfahrungspool zu sehen für zukünftige Entscheidungen. Diese Erfahrungen waren aber nur Äußerlichkeiten, etwas was mir passiert ist. Viel wichtiger war mir, dass ich Zutrauen in mich selbst gewann und hoffnungsvoller wurde.

Ich wollte die Kontrolle über mein Leben zurück und begann daran zu glauben, dass mir das auch gelingt. Auf der Grundlage, dass ich meine Vergangenheit akzeptieren konnte und wollte. Es schien keinen anderen Weg zu geben. Vergangenheit akzeptieren, ohne Wenn und Aber. Vergangenheit war schließlich schon gelebt und nicht mehr rückgängig zu machen. Nach einer Phase der Aufarbeitung von Vergangenheit, ging es daran sich Gedanken um das Jetzt und Hier zu machen. Welche alternativen Lösungsmuster gab es um Probleme des Alltags zu bewältigen? Bisherige Muster hatten oft keine Lösung gebracht, sondern Probleme nur verdrängt oder neue Schwierigkeiten entstehen lassen. Zukünftig wollte ich Herr über mich selber sein, aktiv mein Leben mitgestalten, eigene Ideen, Wünsche und Vorstellungen benennen und auch durchsetzen. Wichtig schien mir, dass ich mich stark genug fühlte Verantwortung zu übernehmen, für mein Leben, für mein Denken und Handeln. Geholfen hat mir dabei Sport, der in der Klinik angeboten wurde. Schwimmen, Walken, Joggen, Kraftsport, Ballsport. Ich fühlte mich zunehmend wohler und gesünder in meiner Haut, erinnerte mich an frühere sportliche Erfolge. In meiner Peer-Group fühlte ich mich wohl und mein Selbstvertrauen konnte wieder wachsen. Entscheidenden Anteil an meiner positiven Entwicklung hatte aber mein Bezugs-Therapeut. Während der Sitzungen stellte er mir Fragen, welche ich mir bis dahin noch nicht gestellt hatte und somit kam ich zu Antworten, welche mir gefielen und mit denen ich etwas anfangen konnte. Er bestärkte mich in meiner Vorstellung von einem »Leben in Freiheit«, mahnte aber auch vor Überheblichkeit.

Gemeinsam machten wir uns an eine Zukunftsplanung. Bei mir bestand sie darin, dass ich Abstinenz als Befreiung und Gewinn empfand und auf dieser Basis ich weitere Schritte gehen wollte. Es wurde eine »To-Do-Liste« erstellt, auf der

Grundlage des »Eisenhower-Prinzips«. Das mit Eisenhower wurde mir auch erst bei einem Lehrgang, Jahre später, bewusst. Wir gingen meine persönlichen Ressourcen durch, aber auch meine Netzwerke, welche ich nutzen konnte, um mir das Leben leichter zu machen. Nachsorge und Selbsthilfegruppe waren 2 dieser Netzwerk-Ressourcen. Von Vorteil war, dass ich nun Veränderung wollte und nicht vermied. Ich wollte etwas erreichen und nicht vermeiden. Ich wollte eine zufriedene Lebensführung erreichen und die Grundlage dafür war Abstinenz. Das passte! Veränderung als Teil des Lebens begreifen und akzeptieren, ja fast herbeisehnen- ein neues Denken bei mir. Der Glaube an mich selbst, meine Fähigkeit Leben mitzugestalten und das Wissen, dass ich dafür verantwortlich war, ließen mich positiv in einen neuen Lebensabschnitt blicken. Mit einer unbändigen Energie und Lebensfreude bin ich zurück in mein Leben und konnte die Weichen wieder richtig stellen.

Was mir hierzu noch einfällt: Die Geschwindigkeit, mit der ich mich in der Klinik verändern konnte, gab ich vor. Sie wurde mir nicht aufgezwungen. Obwohl, gegen Ende der Therapie wurde die Zeit schon knapp. Deshalb finde ich in heutiger Zeit die Aufenthaltsdauern von stationären Therapien zu knapp bemessen. »Gras wächst nicht schneller, wenn man daran zieht«.

Kontaktfreude ist ein weiterer Baustein der Resilienz.

Gegen Ende meiner Trinkerzeit habe ich mich immer mehr zurückgezogen, hatte kaum noch nähere menschliche Kontakte, vermied Nähe. Ich bin in den Trinkphasen fast nur noch vor die Tür gegangen um Nachschub an Alkohol zu besorgen oder unumgängliche Termine wahrzunehmen. Während dieser Zeit fühlte ich mich zunehmend unsicher im Umgang mit anderen Menschen und war froh, in den eigenen 4 Wänden für mich sein zu können.

Das widersprach eigentlich meinem Naturell. In jungen Jahren war ich im Fußballverein und gerne unter Menschen. An den Wochenenden bin ich häufig in die Kneipen, um nicht alleine zu sein, um mich nicht aushalten zu müssen. Mit mir alleine wusste ich nicht viel anzufangen. Es musste um mich herum Bewegung und Leben sein. Dieser Wunsch nach Nähe, die unvoreingenommene Art auf Menschen zuzugehen, die Neugier auf Neues und das Leben habe ich mir mit den Jahren selbst genommen.

Erst wieder in der Therapiezeit kam diese Kontaktfreude zum Vorschein, konnte ich auf andere Menschen zugehen, konnte ich mein Misstrauen abschütteln. Ich wollte mich wieder zugehörig fühlen und suchte die Gespräche, gemeinsame Spaziergänge, Sport in der Gruppe. Heute denke ich, dass es damit zu tun hat, dass ich mich wieder OK fühlte. Ich reduzierte mich nicht mehr selber auf den Trinker, sondern konnte mich auch als Vater, zuverlässiger Angestellter (in den trockenen Phasen), guter Sportler und vor allem als Mensch sehen. Mir selbst bewusst werden, mit meinen Stärken und Schwächen, um dadurch auch offener meiner Umwelt begegnen zu können, das war eine wichtige Entwicklung. Die regelmäßigen Besuche meiner Selbsthilfegruppe halfen mir, mich Menschen wieder anzuvertrauen, mich zu öffnen. Ich erlebte Solidarität, Mitgefühl, Unterstützung und Reflektion durch meine Mitstreiter. Deren Lebenserfahrung und ihr Umgang mit der gemeinsamen Erkrankung erleichterte es mir, diese Krankheit anzunehmen und eine gesunde Haltung dazu zu entwickeln. So schleichend wie der Prozess in die Abhängigkeit war, so schleichend kam ich auch wieder zu einer gewissen Sicherheit im Umgang mit mir selber und mit den Herausforderungen des Alltags. Eine Vertrautheit, eine Verbundenheit mit diesen Gleichgesinnten ließ mich in einer Gemeinschaft ankommen die trägt. Ich war nicht mehr alleine, ich brauchte nichts mehr verheimlichen oder leugnen, ich fühlte mich zugehörig zu einer Unterstützergruppe, die auf Gegenseitigkeit aufbaut. Wir waren alle gleich und das tat mir unheimlich gut. Nun war ich angekommen- auf der anderen Seite. Auf der Seite der Gesellschaft, die ein Leben ohne Alkohol gestalten möchte und sich das auch vorstellen kann und wünscht. Das Zugehen auf Menschen, mich öffnen, mich verletzbar machen, den Mut haben über Gefühle zu sprechen, anderen Trost spenden, helfen und geholfen werden- durch »meine« Selbsthilfegruppe war das möglich geworden. In der Gemeinschaft Schutz und Sicherheit finden war sehr hilfreich.

Selbstbewusstsein war nie meine Stärke. In der Kindheit nicht, während der Pubertät schon gar nicht. Unsicherheit im Umgang mit Menschen und Situationen versuchte ich zu überdecken mit Desinteresse oder Rückzug. Es sollte niemand merken, wie unsicher ich gegenüber den Herausforderungen im Alltag war, also vermied ich neue Herausforderungen. Der Übergang in neue Lebensphasen gestaltete sich für mich anstrengend, musste ich mich doch wieder neu orientieren und positionieren. Ich fühlte mich nicht sicher genug, um neuen Herausforderungen meinen Stempel aufzudrücken, meine Persönlichkeit mit einzubringen. Erwartungen und Vorgaben erfüllen, das war mein Bestreben.

Mit meiner Abstinenz betrat ich wieder Neuland, doch ich war nicht allein. Schließlich hatte ich Begleitung und Unterstützung durch die Nachsorge bei der Suchtberatung und mit der Selbsthilfegruppe fühlte ich mich wohl und gut aufgehoben. Selbstbewusstsein aufbauen durch jeden neuen Tag ohne Alkohol, durch gute Gespräche und Rückmeldungen von Freunden. Selbstbewusster werden durch das Überstehen von kritischen Situationen (Stress und Ärger bewältigen,

Trinkaufforderungen ablehnen, Nein sagen lernen, depressive Verstimmungen aushalten und überstehen). Wachsen an neuen Herausforderungen. Zufriedener werden, weil der Alltag ohne Alkohol leichter wird.

Durch einen geregelten und geordneten Alltag kam auch die von mir gewünschte Gefühlsstabilität. Das begann schon in der Klinik und setzte sich dann in »meinem Leben« fort. Die Stimmungsschwankungen ließen nach und ich wurde zunehmend sicherer im Umgang mit meinen Gefühlen.

Die Angst vor dem nächsten Morgen, vor dem Erwachen, die gab es so nicht mehr. Im Gegenteil, ich freute mich auf den nächsten Tag und hatte Freude daran mit meinen Kindern den Alltag zu meistern. Es war Herausforderung und auch Bestätigung, dass ich dieses neue Leben mitgestaltete, nach meinen Vorstellungen. Die Selbsthilfegruppe hat mich dabei unterstützt und begleitet.

Gefühlsstabilität kam bei mir erst mit zunehmender Dauer meiner Abstinenz. Zu Beginn meiner trockenen Jahre habe ich versucht emotional in einem Korridor zu bleiben und wollte nicht, dass Gefühle und Emotionen mein Handeln zu stark beeinflussen. Ich wollte mein Leben im Griff haben, vom Kopf gesteuert und Gefühle waren der Wegweiser. Dabei begann ich häufiger auf mein Bauchgefühl zu hören, doch die letzte Instanz blieb der Kopf, die Vernunft. Was sich geändert hatte war, dass beides nebeneinander existieren und stehen durfte. Es war nicht mehr: Gefühle beiseiteschieben, ausblenden oder erst gar nicht richtig wahrnehmen. Sondern: Gefühle zulassen und respektieren. Vertrauen, dass diese Gefühle ein Hinweisgeber sind auf »Richtig« und »Falsch«. Diese Gefühle einordnen und annehmen. Negative, wie positive Gefühle spüren und keine Angst mehr davor haben, diese Gefühle nicht aushalten zu können. Eine neue Herangehensweise an mich als Mensch: Gefühle zulassen, ganz bewusst.

Früher meinte ich noch emotionslos »funktionieren« zu können bei der Arbeit. Stunden um Stunden mit Zuverlässigkeit und Präzision Maschinen bedienen, um die Produktivität hochzuhalten, abgestumpft und nur noch Leistung im Kopf. Den Eigenwert an der erreichten Stückzahl in der Schicht festgemacht. Ich fühlte mich gut, wenn meine Schicht die geforderte Menge und Qualität erreicht hatte. Dann war ich wertvoll für den Betrieb, hoffte durch viel Einsatz auch finanziell vorwärts zu kommen. Leider war dem nicht so und ich war dann wieder maßlos enttäuscht, wenn eine geforderte Lohnerhöhung abgelehnt wurde. Maßlos ist der richtige Ausdruck. Denn ich fühlte mich gekränkt, nicht anerkannt in meinen Bemühungen und zweifelte wieder an mir selbst. Bildete ich mir meine Leistung nur ein? Mühte ich mich und konnte doch nicht die Erwartungen Anderer erfüllen? Ich wollte doch nur Anerkennung und Lob und Zuspruch für meine Mühen. Doch irgendwie schien das niemand honorieren zu wollen. Maßlos war dann auch meine Reaktion darauf. Ich wollte diese Wut, die in mir hochkam, betäuben. Ich wollte mich nicht aufregen, weil niemand meine Bemühungen so honorierte, dass ich mich bestätigt sah. Wie ungerecht war doch die Welt. Mein Betäubungsmittel war natürlich der Alkohol.

In diesen Produktionskreislauf musste ich nach meiner Therapie ja nicht zurück, sondern hatte die Möglichkeit mein Leben zu ordnen, die Kinder zu übernehmen, meine Nachsorge bei der Suchtberatung zu machen. Ich war nicht mehr eingebunden in einen Produktionsablauf bei dem die Maschinen den Takt angeben und ich als Mensch nach einer vorgegebenen Geschwindigkeit Tätigkeiten auszuüben habe. Nein, ich konnte in »meiner Geschwindigkeit« mir Überblick über mein Leben verschaffen, veränderte Prioritäten (Kindererziehung und Abstinenz) setzen und hatte die Zeit Erfahrungen zu sammeln. Im Hintergrund: Suchtberatung und Selbsthilfegruppe. Ich empfand es als sehr entlastend und befreiend, dass ich nicht mehr in diese Maschinerie der Industrie zurück musste.

Gefühlsstabilität bedeutet für mich heute: Auf meine Gefühle, Empfindungen, Wahrnehmungen zu achten, aufgrund meiner Erfahrungen gesund zu bewerten und erst dann danach zu handeln. Ich beneide ja die alten Stoiker und habe mir so einige Weisheiten in mein Leben geholt. Glaubenssätze und Prinzipien von diesen weisen Menschen helfen mir heute meinen Alltag entspannter zu leben.

Zum Beispiel: »Du wirst bei allen Menschen Ehrfurcht erwecken, wenn du vorher begonnen hast, vor dir selber Ehrfurcht zu empfinden«.

Mich selber wertschätzen, auf mich achten, für mich sorgen und mich wahrnehmen gehört inzwischen zu meinen Hausaufgaben. Schließlich bin ich für mich der wichtigste Mensch in diesem Leben und mir darf es gut gehen, ich darf glücklich und zufrieden sein. Es ist aber auch meine Aufgabe dafür zu sorgen, dass ich mit meinem Leben zufrieden bin. Natürlich gibt es Menschen um mich herum, die mir nur das Beste wünschen, doch ich bin mir verpflichtet »meines Glückes Schmied« zu sein. Und dazu gehört eben auch mich als Mensch mit Stärken und Schwächen zu sehen. Persönliche Schwächen zu schwächen und Stärken zu stärken, sehe ich als Lebensaufgabe an.

Ein weiteres Beispiel: »Nicht die Dinge an sich sind es die uns Angst machen, sondern die Vorstellung von den Dingen«.

Ängste überwinden ist für mich heute weiterhin eine Herausforderung, doch nicht mehr so erschreckend und groß wie früher. Schließlich habe ich bestimmte Ängste bereits überwunden. Eine Angst war ja: Sprechen vor mehreren Menschen. In der Schule war es echt schlimm mit mir, wenn ich ein Referat halten sollte. 25 oder 30 Klassenkameraden/innen sitzen da und ich durfte vor die Tafel und Text aufsagen. Eigentlich sollten wir frei reden, doch ich hatte über die Weihnachtsferien ganze Kapitel aus dem Geschichtsbuch auswendig gelernt, weil ich Angst hatte, dass ich vor Aufregung nichts zu sagen wusste. Das funktionierte zwar irgendwie, doch brachte mich nicht wirklich aus meiner Angst. Außer, dass ich wusste, ich kann gut auswendig lernen, wenn ich mir nur ordentlich Mühe gab. Diese Angst vor einer Menschengruppe zu sprechen zog sich weiter bis ins Erwachsenenalter und blieb auch noch einige Jahre in meiner Abstinenzzeit. Der Wendepunkt war für mich, der Fernsehauftritt 2004. Ich habe mich bewusst dieser Angst gestellt und bin durch diese Angst durch, um hinterher festzustellen: Das ist meine Hemmung, meine Angst, meine Vorstellung. Drei Monate später hörte ich mit dem Rauchen auf. Ich meinte: Wenn ich mich überwinden kann, ins Fernsehen zu gehen und mich öffentlich als Alkoholiker oute, dann bin ich auch in der Lage das Rauchen hinter mir zu lassen. Hat geklappt, bis heute.

Außerdem halfen mir dieses Fernsehereignis und der Ausstieg aus dem Rauchen, weitere Neuerungen in meinem Leben zu wagen. 2006 die 2 ersten Bücher veröffentlicht und damit zur Zeitung und auch wieder zum Fernsehen. Das war keine so große Überwindung mehr, hatte ich doch schon die Erfahrung aus mehreren vorherigen Überwindungen. Genauso verhielt es sich dann auch mit den ersten Vorträgen vor Schulklassen. Ich hatte schon Erfahrung mit Überwindungen und konnte mich damit beruhigen. Somit war die Vorstellung am Vortag oder direkt vor dem Ereignis nicht mehr so beängstigend. Auch heute ist eine Anspannung da vor jedem Vortrag und das ist auch gut so. Somit ist meine

Konzentration hoch und ich bin dadurch geistig reger. Bilde ich mir zumindest ein. Doch ich bin nicht so aufgeregt, dass es mich blockiert.

Noch ein 3. Beispiel: »Du kannst nicht alle Ereignisse beeinflussen, sehr wohl aber deine Reaktion darauf«.

Auch hier eine persönliche Erfahrung von mir. Während der Therapie hatte ich schon gelernt, dass Ich der bin, der Entscheidungen trifft und dafür die Verantwortung trägt. Ich hatte aber auch gelernt, dass ich bestimme, wie ich mit Herausforderungen, Ereignissen oder Gefühlen umgehe. Nach der Therapie stellte sich ja heraus, dass meine Frau und Mutter meiner Kinder, mit der Betreuung und Versorgung der Kinder überfordert war und ich das übernehmen sollte und durfte. Nun hätte ich entscheiden können, dass ich das nicht mache, weil ich erst frisch aus der Therapie raus bin, mich noch nicht stabil genug dafür fühlte. Mir war aber auch klar, dass ich mit dieser Entscheidung nicht zufrieden hätte leben können, weil ich ein schlechtes Gewissen mir selber und meinen Kindern gegenüber gehabt hätte. Also habe ich die Kinderbetreuung übernommen. Meine Entscheidung.

In der Therapie hatte ich gelernt, dass ein Hobby, eine persönliche Freizeitgestaltung, etwas ganz Wichtiges war, um nicht wieder in die Haltung zu kommen: »Ich mach und tu für andere. Und wo bleib ich«? Also habe ich mir eine Hantelbank und Gewichte besorgt und regelmäßig zu Hause Sport gemacht. Das war das, was ich nur für mich tun konnte, in der Zeit in der die Kinder in der Schule oder im Kindergarten waren. Was mir aber noch viel wichtiger erscheint: Ich hatte eine gesunde Haltung zu dieser Herausforderung. Für mich war es keine Belastung 3 Kinder alleine groß zu ziehen, sondern die Möglichkeit bei meinen Kindern zu sein, sie aufwachsen zu sehen, ihnen ins Leben zu helfen. Ich sah es als

Gewinn an, diese Aufgabe zu haben. Dadurch konnte ich entspannt mit dieser Herausforderung umgehen.

Mein persönlicher Favorit an Glaubenssätzen ist aber von einem französischen Philosophen und der geht so: »Die Freiheit des Menschen liegt nicht darin, dass er tun kann was er will, sondern, dass er nicht tun muss, was er nicht will«.

Es gab schon Situationen in denen ich mich zurücklehnte und mir sagte: »Und jetzt nehme ich mir die Freiheit es nicht zu tun«.

Handlungskontrolle ist ein weiterer Pfeiler von Resilienz. Wieder die Kontrolle über meine Handlungen zu haben, war ein großer Wunsch in meiner Trinkerzeit. Ich handelte oft impulsiv und bereute später mein überstürztes Tun. Damals wünschte ich mir, dass ich mein Leben im Griff habe, dass ich gelassen bin, dass ich sicher bin im Umgang mit Menschen und Situationen. Kurzum, dass ich Herr über mich selber bin. Ich wollte kontrolliert und überlegt Entscheidungen treffen aus einer Position der Sicherheit und dem Gefühl, diese Situation auch zu überblicken. Zählte in der nassen Zeit der schnelle, kurzfristige Erfolg, so wollte ich schon zu Beginn meiner Trockenheit strategisch und langfristig handeln. Langfristig Pläne machen habe ich mich noch nicht getraut. Zu tief waren die Negativerfahrungen eingeprägt in Bezug auf Zukunftspläne im Laufe meiner Trinkerphasen. Aber ich habe für mich erkannt, dass die Betreuung und Versorgung meiner Kinder eine Lebensaufgabe darstellte, die einen langen Atem erforderte und für mich eine neue Herausforderung war. Somit hatte ich etwas, was mich langfristig denken ließ. Ich übernahm nicht nur die Verantwortung für mich, mein Denken und Handeln, sondern ebenfalls die Verantwortung für die Erziehung und Begleitung meiner Kinder, bis ins Erwachsenenalter. Diese Lebensphase der Kindererziehung erfolgreich zu gestalten, sah ich als mein »höheres Ziel« an. Ich wollte »später« sagen können: »Das mit den Kindern haste gut hinbekommen«. Um dieses höhere Ziel zu erreichen, waren auch Entbehrungen und persönlicher Verzicht nötig. Doch das war vollkommen OK für mich. Das gehörte einfach zu dieser besonderen Aufgabe dazu. Außerdem sah ich die Zeit mit meinen Kindern ja nicht als notwendiges Übel an, sondern ordnete es viel positiver ein und sah darin einen Gewinn. Ich konnte mich mit der Rolle des alleinerziehenden Vaters gut identifizieren und fühlte mich wohl darin.

Es gibt Menschen, die sich selbstständig machen und in den ersten Jahren der Selbstständigkeit auf Urlaub und jeglichen Luxus verzichten, um später die Früchte ihres Mutes und der Ausdauer zu ernten. Auch hier geht es nicht um kurzfristigen Erfolg, sondern um eine langfristige Strategie. »Gratifikationsverzicht« nennt man diese Fähigkeit. Um langfristig erfolgreich zu sein, verzichtet man auf sofortige Belohnung. Erfolgreiche Sportler, ich denke da gerade an Leichtathletik, trainieren täglich und das über einen Zeitraum von Monaten, um bei einem wichtigen Wettkampf Erfolg zu haben. Diszipliniert sein über Wochen und Monate, um dann ein Ziel zu erreichen. Und sie schaffen das auch, weil sie es sich vorstellen können und daran glauben. Dieses Modell der langfristigen Strategie lässt sich auch auf andere Lebensbereiche übertragen. Für manche Berufe ist ein Studium Voraussetzung, bei anderen eine mehrjährige Ausbildung. Um diese Berufsziele zu erreichen, müssen bestimmte Wege dorthin in Kauf genommen werden, um dann das eigentliche Ziel und den Erfolg zu erreichen. Im Suff ging es oft darum, genug zum Trinken zu haben, um keinen Krampfanfall zu erleiden oder einfach noch ein paar Stunden weiter zu konsumieren. Es zählte oft nur der Augenblick, die nächsten Stunden. Was danach war, blendete ich aus. Für mich ist heutzutage wichtig, Ziele zu haben und ebenso wichtig, wie ich den Weg dorthin beschreite.

Realismus gehört ebenfalls zu einem selbstbestimmten Leben. Mir nützt es nichts, wenn ich meine Vergangenheit beschönige oder verleugne. Ebenso wenig bringt es mir, wenn ich Schuldige suche für mein Verhalten in der Vergangenheit. Der einzig Verantwortliche für mein Leben bin ich. Meine Vergangenheit gehört zu mir und ist Teil von mir. Meine Aufgabe ist es, diese gewesene Zeit, die Ereignisse und die Auswirkungen richtig zu bewerten. Richtig in dem Sinne, dass ich daraus Lehren für heute und die Zukunft ziehe. Ich kann viel Zeit damit verbringen herauszufinden, warum ich abhängig wurde, wer oder was daran seinen Anteil hat. Doch das wird mich hindern im Jetzt und Hier zu sein. Ich habe für mich beschlossen: In meiner Therapiezeit habe ich mich intensiv mit meiner Vergangenheit beschäftigt. Nach der Therapiezeit habe ich mir auch noch Zeit genommen meine Vergangenheit, meinen Suchtlebenslauf, aufzuschreiben. Ich habe Erklärungen gefunden mit denen ich akzeptieren kann, dass ich eine solche Vergangenheit habe. Punkt. Mehr muss ich nicht wissen. Viel wichtiger ist mir: Wie möchte ich sein und wer möchte ich sein. Heute und Jetzt und grundsätzlich. Unter Realismus verstehe ich auch, dass ich mir sagen kann: Ich bin alkoholkrank. Ich bin trockener Alkoholiker. Ich kann mit Alkohol nicht vernünftig umgehen. Das habe ich inzwischen akzeptiert und bin damit einverstanden. Es gibt also kein »Rumgeeiere« mehr. Kein: »Vielleicht kann ich ja doch« oder »Ich will kontrolliert trinken können«. Ich habe lange genug Energie verschwendet mit fehlgeschlagenen Versuchen. Das Ergebnis war immer das Gleiche. Dieser Wahrheit musste ich mich stellen und geholfen es zu akzeptieren hat mir wieder ein Spruch des Therapeuten. »Sie können nicht verlieren, was sie nicht mehr besitzen. Nämlich die Fähigkeit vernünftig mit Alkohol umzugehen«. Diese Wahrheit anerkennen war erst schmerzlich, dann aber befreiend. Es gab dann nur noch diese eine Wahrheit. Außerdem gehörte zu meiner damaligen Wahrheit, dass ich erst lernen musste, wie Abstinenz überhaupt geht. Nur das Trinken weglassen hatte in der Vergangenheit ja nie lange gewirkt. Mir wurde empfohlen, dass ich mich an Menschen orientiere, die schon weiter waren als ich, die mir trockene Jahre voraus waren. Das hab ich dann gemacht.

Analysestärke fehlt noch in der Auflistung der Resilienzsäulen. Resiliente Menschen sind imstande, eingefahrene Denkpfade zu verlassen. Sie können die Ursachen eines negativen Erlebnisses genau identifizieren und analysieren. Das hilft ihnen zukünftig anders damit umzugehen und bessere Lösungen zu finden. Mir persönlich blieb gar nichts anderes übrig als ein alternatives Denk- und Handlungsmuster zu entwickeln. Schließlich wolle ich noch ein gutes Leben haben. Zukünftig mit gleichen Situationen anders umgehen, um am Ende auch ein anderes Ergebnis zu haben. Ein Beispiel, wie ich nach der Therapie anders gehandelt habe und ein gutes Ergebnis dabei herauskam: Meine damalige Frau und ich hatten häufig unterschiedliche Meinungen. Anstatt das auszudiskutieren, beharrte jeder auf seinem Standpunkt und es entstand häufig Streit. Wir beide hatten bis dahin einfach nicht gelernt zu diskutieren und dem Anderen seine Meinung zu lassen. Es gab nur schwarz und weiß, richtig oder falsch, aber nichts dazwischen. Als mir meine Frau im Mai 1997 die Kinder zum Wochenendbesuch vorbeibrachte, konnte sie sich nicht verkneifen, mir meine gewesene Trinkerei vorzuhalten und die Schuld für das Scheitern unserer Ehe an mich zu geben. Hatte ich früher gleich gekontert und ihre krankhafte Eifersucht als Hauptgrund ausgemacht, so hatte ich nach der Therapie keine Lust mehr in diesen ewigen Kreislauf von gegenseitigen Schuldzuweisungen und Energieverschwendung einzusteigen. Ich habe meiner Frau dann recht gegeben und meine Mitverantwortung am Scheitern unserer Ehe eingestanden. Dadurch entspannte sich unser Verhältnis und sie konnte dann auch ihren Anteil zugeben, ohne zu »verlieren«. Denn, wir beide haben dazu beigetragen, dass wir uns »verloren« haben. Dieser Anfang eines respektvolleren Umgangs zwischen uns war aber nur möglich, weil Einer von uns beiden das alte und gewohnte Muster verändert hat und somit einem stressfreieren Umgang miteinander die Tür geöffnet. Stress ist einer von mehreren Risikofaktoren für Rückfälle. Ebenso Konflikte, Aufforderung zum Konsum, Überforderung, mangelnder Selbstwert, Einsamkeit und Ängste, Depression. Außerdem »Nein« sagen können, manchmal auch müssen. Dass ich diese Risikofaktoren nach Möglichkeit erst gar nicht entstehen lasse, sah ich als überaus wichtig an. Lieber erst gar nicht in schwierige Situationen kommen, anstatt genau in diesem Moment mich wehren zu müssen oder »Nein« zu sagen. So wollte ich mir ein entspannteres Leben machen. Dazu gehört unter anderem, mit mir ins Reine kommen, Struktur in den Alltag bringen, Altlasten (z.B. Schulden) abtragen, ein Unterstützer-Netzwerk schaffen (Selbsthilfegruppe, Freunde, Familie), mich selber stark und selbstsicherer machen, nachsichtiger mit mir und meinem Umfeld umgehen, verantwortlich sein wollen. Und falls doch Situationen entstehen, die früher zum Trinken geführt haben, wollte ich diese als solche erkennen und bewusst gegensteuern können. Das war mein Plan als »frisch therapierter Mensch«. Ich bin tatsächlich verändert in meine Alltagswelt zurückgekehrt mit einer stabilisierten Identität.

Eine veränderte Identität

Einer meiner ersten Wege nach der Therapie, war der zur Suchtberatung, um die Nachsorge zu besprechen. Als mir die Tür von einer Therapeutin geöffnet wurde, kamen mir die Worte entgegen: »Boah, gehen Sie aufrecht«. Ich selber fühlte mich gut, fit und gepflegt. Gesagt zu bekommen, dass ich aufrecht gehe und nicht mehr gebeugt, tat mir gut. Das war Bestätigung meines Eindruckes von mir selbst. Es war wichtig, dass ich Bestätigung bekam, in der ersten Zeit nach dem Alkohol. So stabil, gefestigt und überzeugt von mir, war ich damals noch nicht. Ich meinte schon eine gute und gesunde Haltung für mich gefunden zu haben, doch ob diese Sicht auch alltagstauglich war, musste sich erst noch herausstellen.

Eine gute Grundlage für ein Leben ohne Alkohol war mein gutes Körpergefühl. Ich fühlte mich wieder wohl in meiner Haut, hatte regelmäßig Sport gemacht, achtete auf mein Äußeres und war gesund. Regelmäßiges Essen, genug frische Nahrungsmittel, sportliche Bewegung- das wollte ich in meinen Alltag einbauen. Mir war klar, dass ich gesunde Rituale aus der Klinik in »mein Leben« vor Ort übernehmen sollte, um dieses schöne Gefühl von Körperlichkeit aufrecht zu erhalten.

Unter Identität versteht man die Einzigartigkeit eines Lebewesens, insbesondere eines Menschen. Dass ich mich wieder als lebens- und liebenswert ansah, war eines der Ergebnisse der Therapie gewesen. Ich hatte noch keine Ahnung von Resilienz- oder Identitätssäulen, doch ich hatte eine gesunde und liebenswerte Haltung zu mir selbst annehmen können. Geleitet von guten Gefühlen und vernünftigen Prinzipien, Werten und Glaubenssätzen.

Wenn ich heute zurückblicke, habe ich damals instinktiv

angefangen für mich zu sorgen. Für mein Wohlergehen, für meine Kinder, für meine Gesundheit. Ein ganz einfaches Prinzip: »Wenn es mir gut geht, kann ich auch gutes für mein Umfeld tun«. Ich und meine Person standen somit im Mittelpunkt und alles um mich herum war »gestaltbar«. Meine Beziehungen, meine Jobs, mein Einkommen, meine Gesundheit, meine Hobbys, mein Freundeskreis, meine Spiritualität, meine Abstinenz. Mir durfte und mir sollte es gut gehen. Ich gab mir ein Anrecht darauf. Und ich hatte eine Erkenntnis gewonnen: Ich konnte mich anpassen an neue Lebensumstände, war in der Lage mich neu zu positionieren, sah Probleme nicht mehr nur als Mauer, um die ich herumgehen musste, sondern als Herausforderung und die Möglichkeit daran zu reifen und zu wachsen. Damit möchte ich nicht sagen, dass ich vorher unfähig war zu leben, doch ich machte es mir doch häufig unnötig schwer, noch im Erwachsenenalter. Als pubertierender junger Mensch war das Leben für mich wirklich schwer. Es gab so viele Regeln und Vorschriften, ein Korsett von Verhaltensregeln, innerhalb dessen ich OK war. Dabei wäre ich viel lieber ein Freigeist gewesen, fragte mich oft, warum es nicht möglich war einfach nur so da sein zu können, ohne Leistung bringen zu müssen. So viele Fragen, auf die ich keine Antwort hatte. Das verunsicherte mich und ließ mich oft auch zweifeln, ob ich in dieser Gesellschaft mit seinen Normen und Werten überhaupt richtig war. Je älter ich dann wurde, umso mehr akzeptierte ich einfach die Rahmenbedingungen und sah zu, die Erwartungen Anderer zu erfüllen, um als OK oder ordentlich angesehen zu werden.

Zufriedenheit in möglichst vielen Lebensbereichen spüren, das ist auch heute noch ein Bedürfnis, welches ich habe und für das ich denke und handle. Meine Grundbedürfnisse sind erfüllt: Ich habe eine materielle Grundlage (Wohnung, Kleidung, Nahrung, geregeltes Einkommen), in meiner Beziehung erlebe ich Zuneigung und Liebe, in meinem Umfeld und Freundeskreis erfahre ich Akzeptanz und Verständnis meiner Person, ich nehme mir auch gerne mal das Recht heraus faul zu sein, ich habe die Möglichkeit jetzt wieder Gedanken und Empfindungen in ein Buch zu packen, also kreativ zu sein. Ich nehme am gesellschaftlichen Leben teil und fühle mich nicht um Leib und Leben bedroht, ich bin körperlich und psychisch gesund. Darüber will und darf ich zufrieden sein. Was will ich mehr?

Ich denke, wenn ich anfangen würde, das alles nur zu erhalten und nicht noch nach mehr zu streben, zum Beispiel persönlicher und materieller Entwicklung, dann würde ich wieder beginnen, mich gegen die Außenwelt zu wehren, die mir ja das alles wegnehmen möchte. Böse Welt! Nein, ich denke, ich bin dankbar, dass meine Grundbedürfnisse erfüllt sind und auf dieser Basis kann ich nach mehr streben.

Kompetenzen

Persönliche Kompetenzen erarbeiten und erhalten sehe ich als Baustein einer zufriedenen Abstinenz an. Denn, bin ich mit mir im Reinen und habe ein gesundes Selbstbewusstsein, kann ich mich entspannter den Herausforderungen des Alltages stellen. Ich weiß, dass ich grundsätzlich in der Lage bin, mein Leben zu meistern. Habe ich darüber hinaus noch eine vernünftige Selbstwahrnehmung/ Eigenwahrnehmung, bin ich fähig meine Stärken und Schwächen im Umgang mit mir selbst oder im Umgang mit anderen Menschen zu erkennen. »Schwächen schwächen und Stärken stärken« ist eine Lebensaufgabe. Persönlichkeitsentwicklung ist ein spannendes Feld und die Fähigkeit sich neu zu positionieren, je nach Herausforderung oder Anforderung, lässt uns ständig im Wandel sein. Hatte ich früher Angst vor Veränderung, kann ich mich heute mit selbstgewählter Entwicklung gut anfreunden. Dieses »Ich bin nun mal so« zählt heute nicht mehr. Ich akzeptiere, dass ich mich mit jedem Tag, mit jeder neuen Erfahrung, verändere. Und das ist gut so. Denn nur wenn ich mich entwickle, kann ich mir und meiner Person in der sich schnell verändernden Welt und unserer Gesellschaft klar kommen. Veränderung und Entwicklung als etwas »normales« ansehen, das musste ich auch erst lernen. Dadurch kann ich auch besser mit Stress umgehen, kann mich selbst besser organisieren, damit negativer Stress erst gar nicht entsteht. Positiver Stress darf ruhig, auf begrenzte Zeit, auch mal sein. Dem fühle ich mich inzwischen gewachsen. Inzwischen habe ich eine Lernbereitschaft entwickelt, über die ich mich manchmal selber wundere. Bei mir habe ich festgestellt, wenn ich mich für etwas interessiere, dann will ich auch Hintergründe und Grundwissen darüber erfahren. Mir macht es inzwischen Spaß, unerwartet mein Wissen über den so genannten »Bicycle Day« in die Teamrunde bei der Arbeit einzubringen und in die unwissenden Gesichter zu schauen. Gut, man könnte dieses Beispiel als unnützes Wissen abtun, doch ich freue mich darüber, dass ich mir so was merken kann und Jahre später auch noch abrufbar bei mir ist. Ziel- und ergebnisorientiert, das bin ich, ebenso authentisch. Das wurde mir schon häufig gesagt und somit ist die Eigenwahrnehmung und Fremdwahrnehmung wieder stimmig. Eine sehr hilfreiche persönliche Kompetenz ist die Selbstdisziplin. Mich selber soweit im Griff haben, dass Emotionen, Neigungen und Stimmungen mich nicht beherrschen, sondern nur ein Teil von mir sind, sein dürfen. Ich muss sie nicht unterdrücken oder ausblenden und ich muss mich von ihnen nicht leiten und bestimmen lassen. Auch wenn manchmal Angst, Hilflosigkeit oder Wut von mir Besitz ergreifen, möchte ich nicht mehr impulsiv zur Flasche greifen. Weil ich nicht mehr bereit bin die Konsequenzen zu tragen. Inzwischen sind andere Möglichkeiten der emotionalen Regulierung ein Teil von mir. Ich muss aber nicht ständig beherrscht und diszipliniert sein. Es genügt, wenn ich in den entscheidenden Momenten und Situationen Herr über mich selbst bin und gesund reagiere. Der Glaube an die Selbstwirksamkeit ist meines Erachtens ein zentraler Punkt im Umgang mit sich selbst. Wenn ich daran glaube, dass ich einen Einfluss auf mein Leben habe, mitentscheiden kann, wie ich bin und dass mein Denken und Handeln wichtig für mich und mein Umfeld sind, dann habe ich ein Mitspracherecht. Ich entscheide mit, wie mein Leben verläuft, denn ich wirke.

Mein Leben und mein Alltag wird nicht von irgendwelchen fremden Mächten bestimmt und ich muss aushalten, was Andere für mich erdacht haben. Nein, ich bin »meines Glückes Schmied«. Stand am Anfang der Abstinenz noch der Glaube, dass ein Leben ohne Alkohol möglich und lebenswert ist, so ist dieser Glaube in Überzeugung übergegangen. Denn ich habe mir selber bewiesen, dass ich durch mein Denken und Handeln vieles erreichen kann. Nicht alles sofort und gleich, doch im Laufe der Jahre fand eine Entwicklung statt. Ich habe einige alkoholkranke Menschen erlebt, die nach beendeter Therapie, mit überzogenem Enthusiasmus am liebsten die ganze Republik trockenlegen wollten, eine Selbsthilfegruppe gründen, Therapeuten- oder Suchthelferausbildung machen, dazu noch ein Buch schreiben. Am besten alles gleichzeitig oder innerhalb einer sehr kurzen Zeit. Sie waren beseelt von diesem Gefühl der Befreiung aus alten Denkmustern und Blickwinkeln zum Leben und zu ihrer Person. Dabei entsteht häufig auch Selbstüberschätzung. Ich gebe zu, auch ich hatte gegen Ende meiner Therapie Momente in denen ich dachte: »Meine neue Betrachtungsweise zu mir und meinem Leben, könnte doch auch für andere Betroffene gut sein«. Meine Auffassung war aber auch: »Vor mir haben bestimmt schon viele therapierte diese Gedanken gehabt und sind an sich gescheitert«. Zu schnell, zu viel wollen, das wollte ich nicht. Ich wollte mir erst mal selber beweisen, dass meine Theorie einer zufriedenen Abstinenz möglich ist. Neun Jahre war ich trocken, bevor ich mein erstes Taschenbuch veröffentlichte und elf Jahre abstinent, als ich meine Suchthelferausbildung begann. Alles hat seine Zeit, heißt es doch. Ja, es scheint so. Erst sollte ein gewisser Reifungsprozess vorhanden sein, Erfahrungen gemacht, bevor es daran geht Anderen helfen zu wollen. Erst mal sich selber helfen, Sicherheit erarbeiten und Selbstbewusstsein im Umgang mit der Erkrankung. Erst danach macht es Sinn Hilfestellung zu leisten bei Menschen, die ihren Weg aus der Abhängigkeit suchen. Nicht umsonst ist bei den meisten Suchtkrankenhelfer-Lehrgängen eine Grundvoraussetzung, dass 2 Jahre Abstinenz vorhanden sind. Eine gewisse Souveränität ohne Hochmut, sondern mit Demut vor der Erkrankung, sind hilfreich im Umgang mit suchtkranken Menschen.

Sozialkompetenzen gehören zur menschlichen Grundausstattung und auch hier sind unterschiedliche Ausprägungen möglich. Je nach Förderung durch Kindergarten, Schule, Elternhaus, Freunde, Arbeitgeber oder Vereinen. Den Umgang mit sich selbst sehe ich als wichtigsten Baustein an. Dazu gehört für mich nicht nur Selbstbewusstsein, emotionale Intelligenz oder Selbstdisziplin, sondern auch Selbstreflexion und Eigenverantwortung. Da wir aber ja nicht alleine auf dieser Welt sind und der Umgang mit Anderen ebenfalls Kompetenzen erfordert, um im Leben erfolgreich zu sein. Respekt und Toleranz gegenüber meinen Mitmenschen, Hilfsbereitschaft und Empathie mit Menschen, denen es nicht so gut geht. Diese Eigenschaften helfen mir bei meinem Job und auch im Privaten. Im Job begegnen mir immer wieder Menschen, die Probleme in der Kommunikation haben. Sie sind oft nicht in der Lage das zu formulieren, was sie eigentlich sagen möchten und meinen. Gedanken und Bedürfnisse ausdrücken und richtig benennen ist nicht immer einfach, wenn man jahrelang Gefühle und Bedürfnisse unterdrückt oder verdrängt hat. Da heißt es erst mal wieder lernen mit Sprache das auszudrücken, was man sagen möchte. In den Gruppensitzungen bei der Therapie ist mir gleich zu Beginn aufgefallen, dass dort eine andere Sprachkultur herrschte und es ganz wichtig war, was gesagt wurde. Auch in den Selbsthilfegruppen bei denen ich zu Besuch war, wurde großer Wert auf eine genaue Formulierung gelegt. Wie war das noch mal? »Achte auf deine Gedanken, denn sie werden zu Worten. Achte auf deine Worte, denn sie werden zu Handlungen. Achte auf deine Handlungen, denn sie werden zu Gewohnheiten. Achte auf deine Gewohnheiten, denn sie werden dein Charakter. Achte auf deinen Charakter, denn er wird dein Schicksal«.

Mich vernünftig zu artikulieren und bewusst mit Sprache umzugehen ist für mich sehr wichtig geworden. Schließlich möchte ich verstanden werden. Das wollte ich früher auch, doch ich hatte bis dahin nicht gelernt mich klar und unmissverständlich auszudrücken. Bei Menschen, die mir wichtig sind und im beruflichen Umfeld, sehe ich zu, dass ich Klarheit in der Sprache habe. Das erleichtert den zwischenmenschlichen Umgang. Ist es nicht so, dass Jeder verstanden werden möchte? Dass seine/ihre Gedanken und Gefühle ernst genommen werden? Dass die Bedürfnisse anerkannt werden? Beruhen nicht viele Unstimmigkeiten und Streitereien auf ungenügender Kommunikation? Um Missverständnisse erst gar nicht aufkommen zu lassen, kann mit Klarheit im Ausdruck eine Grundlage für gute Gespräche gelegt werden. Nicht nur zwischen Erwachsenen, sondern auch im Austausch mit Kindern und Jugendlichen hilft mir eine Genauigkeit beim Benennen von Gedanken und Gefühlen.

Bevor ich nun abgleite und wissenschaftlich werde, kehre ich lieber wieder zum alltagspraktischen und niedrigschwelligen Schreiben zurück.

Erwartungen

Welche Erwartungen hatte ich damals, 1996, an eine Abstinenz? Antwort: Ich wollte einfach nicht mehr trinken müssen. Mehr an Erwartung hatte ich nicht. Es sollte der Alkohol
aus meinem Leben weichen und ich »normal« vor mich hin-
leben können. Dass sich daraus viel mehr entwickelt hat, lag
wohl daran, dass ich offen für Neues und für Veränderung
war. Ich war neugierig, was es alles für Herangehensweisen an
das Thema »Trocken sein« gab. Ich erlebte im Laufe der Jahre
Menschen, die wollten nicht mehr trinken, weil sie ihren Führerschein wieder haben wollten. Es begegneten mir Leute,
die ihre Beziehung retten wollten oder ihren Job behalten.
Dann gab es auch welche, die aufgrund ihrer angeschlagenen
Gesundheit aufhören sollten zu konsumieren. Und es gab
auch Personen, die einfach nicht mehr abhängig sein wollten.
Ihr Leben hatte bis dahin funktioniert, sie hatten noch ihre
Beziehung, einen Job, ein halbwegs geregeltes Leben. Ihnen
machte einfach Angst, dass aus einer Gewohnheit nun eine
Notwendigkeit geworden war. Sie waren unsicher, weil sie die
Kontrolle über sich verloren hatten. Bevor sie auch noch die
Kontrolle über ihr Leben im Alltag verloren, holten sie sich
Hilfe bzw. ließen sie sich helfen. Manche hätten auch gerne
kontrolliert weiter getrunken, schließlich verbanden sie über
die Jahre auch schöne Erlebnisse mit Alkohol in Gesellschaft.
Zu Beginn ihres Ausstieges war hilfreich, dass sie erst mal
ein Verständnis dafür entwickelten, dass sie abhängig sind
und dass es kein Zurück zum normalen Konsum gab. Dieses
Eingeständnis an sich und seine Person, kam einer Niederlage
gleich. Die Gesellschaft zelebriert den vernünftigen Umgang
mit Alkohol und selber ist man nicht mehr in der Lage damit umzugehen. Das will erst mal eingestanden und verdaut

werden. Das benötigt etwas Zeit, eine Phase, einen Zeitabschnitt. Wie lange diese Auseinandersetzung mit sich dauert, ist unterschiedlich. Manche gehen da recht pragmatisch ran und sagen: »Wenn es mir hilft, dass ich mir eingestehe, dass ich nicht mehr Trinken darf, dann mach ich das«. Andere hadern mit sich selbst und fragen sich, ab wann denn die Abhängigkeit begann und würden am liebsten zu diesem Punkt zurück gehen, um diesen Umstand ungeschehen zu machen. Natürlich gibt es auch die Spezies, die nicht akzeptieren wollen, dass der Zug schon abgefahren ist und es kein Zurück gibt und die festhalten möchten an ihren Ritualen. Wem wird es wohl am leichtesten gefallen sein, seine Persönlichkeit so zu verändern, damit ein Leben ohne Alkohol möglichst leicht ist? Und zu welchem Personenkreis gehörst Du? Warum hast Du dir dieses Buch besorgt? Wo stehst Du?

Aus meiner langjährigen Erfahrung fällt es den Menschen am leichtesten Veränderung einzuleiten und zuzulassen, die möglichst sachlich ihre Vergangenheit betrachten und die Entwicklung zum Negativen sehen und auch sehen wollen. Dann wird eine Bestandsaufnahme gemacht, um dann die Möglichkeiten zum Ausstieg zu nutzen. Der Realität ins Auge blicken und daraus dann noch das Bestmögliche machen. Zu hohe Erwartungen an ein Leben ohne Alkohol, bringt oft Enttäuschung und Rückfälle. Gegen Ende meiner Nachsorgezeit wurde meiner Gruppe ein Fernsehfilm gezeigt. Es ging um einen Mann, der aus einer stationären Therapie zurückkam und seinen ehemaligen Arbeitgeber auf Wiedereinstellung verklagen wollte, weil Alkoholismus eine Krankheit ist und er ja krank war und deshalb nicht gekündigt hätte werden dürfen. Der gute Mann hat sich da so reingesteigert und meinte im Recht zu sein, dass er keine andere Sicht und Meinung zuließ. Er hatte die Erwartung, dass er seinen gewohnten Job weitermachen könne. Als das nicht funktionierte, begann er wieder mit dem Trinken. Nicht sofort und nicht nur wegen diesem Umstand. Aber es kamen noch weitere Enttäuschungen dazu und daraus resultierte dann der Rückfall, welchen er am Ende mit seinem Leben bezahlte.

Mir hat dieser Film, dieses Schicksal, als Lehre gedient keine überzogenen Erwartungen und Hoffnungen zu haben. Ich war auch damals schon dankbar, dass es mir erst mal genügte nicht mehr Trinken zu wollen. Abstinenz sah ich nicht als Voraussetzung, um beruflich etwas zu erreichen, sondern Abstinenz war der Weg und das Ziel. Ich wollte die Kontrolle über mein Leben zurück und wollte mir selber vertrauen können. Dabei war ich nicht abhängig von irgendeinem Chef oder bestimmten Umständen. Das konnte ich selber mit mir ausmachen und das hatte ich unabhängig von äußeren Umstanden auch selbst in der Hand. Was kann ich selber bestimmen? Was muss ich aushalten? Worauf habe ich Einfluss und ein Mitspracherecht? Dinge hinnehmen, die ich nicht ändern kann. Dinge ändern, die ich ändern kann und die Weisheit beides voneinander unterscheiden zu können. An dieser Weisheit arbeite ich bis heute. Manchmal gelingt es und manchmal nicht so. Das ist aber OK. Ich lerne ja dadurch.

Entwicklung durch kleine Schritte hatte ich gelernt. Nicht zu schnell zu viel wollen. Es genügt heute nichts zu trinken. Nicht zu weit im Voraus planen, sondern achtsam im Augenblick und bei mir sein. Diese einfache Sicht hat mir geholfen erste Erfahrungen zu sammeln und aus diesen Erfahrungen eine Sicherheit und Vertrauen in mich selbst zu erlangen. Ich stelle mir gerade ein kleines Kind vor, welches versucht sich aufzurichten und ich weiß noch mit welch stolzem Blick meine Jüngste im Wohnzimmer stand und triumphierte, weil sie stehen konnte. Dann dauerte es auch nicht mehr lange, bis sie die ersten Schritte machte und sich ganz toll vorkam. So ähnlich erging es mir mit den ersten bewältigten Risikosituationen. Ich war ja geschult und wusste im Supermarkt das Alkohol-Regal zu meiden. Doch irgendwann ging ich daran vorüber und grinste die Flaschen an und sagte innerlich: »Ihr nicht mehr«. »Euch gebe ich keine Macht mehr über mich«. Oder der Stress mit dem Arbeitsamt, weil ich durch das Betreuen meiner Kinder dem Arbeitsmarkt nicht zur Verfügung stand und somit auch keinen Anspruch auf Geld hatte. »Und diesmal nehme ich mir die Freiheit es nicht zu tun« konnte ich grinsend diesen Umstand anerkennen. An solchen Widrigkeiten bin ich gewachsen, langsam aber stetig. Alles brauch seine Zeit. Die Entwicklung vom nassen Alkoholiker zum trockenen Alkoholiker benötigt einen inneren Reifungsprozess, der in Begleitung einer Selbsthilfegruppe leichter ist. Einzelkämpfer bekommen meistens keine Rückmeldungen wie: »Gut gemacht, weiter so, sei stolz auf Dich, schön, dass Du hier bist oder ich freu mich mit Dir«. Eine Gruppe gibt Sicherheit, mahnt aber auch: »Meinst Du wirklich?, mir wäre das zu gefährlich, ich würde das noch mal überdenken oder bist Du dir sicher?« Es fließen Erfahrungen der anderen Gruppenteilnehmer ein, um sich eine objektive Meinung bilden zu können. Sonst hat man ja nur seine Sicht und seinen Blickwinkel auf eine Situation oder Umstand. Die Mitstreiter haben eine andere Perspektive und können unterstützend helfen bei Problemen und schwierigen Situationen.

Mag der Beginn eines neuen Lebensabschnittes erst mal anstrengend erscheinen, ist er durch Unterstützung einer Gemeinschaft von Gleichgesinnten doch leichter. Die Offenheit und Ehrlichkeit der Gruppe kann ansteckend sein. Sie verleitet dazu, sich selber zu öffnen und Vertrauen wieder zu erlangen. Zugehörigkeit zu einer Glaubensgemeinschaft trägt durch das Leben. Nicht nur in Religionsgemeinschaften, sondern auch in Abstinenzgruppen. Ich weiß noch, wie unser Gruppenleiter mal erzählte, dass er mit seiner Frau in Süddeutschland Urlaub machte und bei der Tourist-Info vor Ort nach einer Selbsthilfegruppe für alkoholkranke Menschen fragte und auch Antwort bekam. Er ging im Urlaub zu einer Selbsthilfegruppe, kannte dort die Menschen nicht, fühlte sich aber angenommen und sicher im Kreise von Menschen, die waren wie er. Da kenne ich auch noch einen Namenskollegen von mir, der jedes Jahr nach Guatemala fliegt, um eine gemeinnützige Organisation mit seiner Arbeitskraft zu unterstützen. Auch dort geht er zu einer Gruppe und hat eine Verbindung zu Menschen, die er sonst nie hätte kennengelernt. Wir sind uns vor Jahren im Internet auf einer Selbsthilfeplattform begegnet. Inzwischen sind wir uns zweimal im realen Leben bei Jahrestreffen begegnet und waren uns sofort vertraut. Ein gemeinsamer Glaube verbindet uns. Der Glaube an ein gutes Leben ohne Alkohol. Dabei ist es nicht wichtig, dass er bei einer anderen Selbsthilfeorganisation ist. Im Gegenteil, ich kann von ihm lernen und der Grundhaltung seiner weltweiten Gruppe.

Stillstand ist Rückschritt habe ich mal gelesen. Ich bleibe weiterhin neugierig auf Ansichten und Haltungen anderer Menschen. Das ein oder andere kann ich vielleicht in mein Leben übernehmen und mir mein Leben dadurch leichter machen. Die Erfahrungen Anderer nutzen und dieses Wissen dann für mich anwenden, vielleicht sogar weiterentwickeln. Nichts anderes findet sich in der Wissenschaft. Grundwissen wird hergenommen, um ein neues Serum zu entwickeln, das passend gegen das Virus ist. Sehen wir doch zurzeit überall auf der Welt. Netzwerkarbeit trägt zu Entwicklung bei.

Wille – Mut – Erfolg

Blicke ich heute zurück auf 24 Jahre ohne Alkohol und 16 Jahre ohne Nikotin und suche nach Erklärungen für das Gelingen meiner Vorhaben, dann komme ich zu diesem Dreisatz:

Wille – Mut – Erfolg

Wille entstand bei mir aus einem Leiden heraus. Ja, ich habe mich gegen Ende meiner Konsumzeit als leidend empfunden. Leidend an mir und meiner »fehlerhaften Persönlichkeit«. So empfand ich mich. Nicht vollwertig, nicht in der Lage dem Leben meinen Stempel aufzudrücken. Mangelhaft in der Ausrüstung (soziale und persönliche Kompetenzen), um Leben meistern zu können. Selbstzweifel prägten diese Endphase meines Trinker- Lebens, welches zunehmend schwieriger zu bewältigen möglich war. Zu sehr war ich schon von der Sucht geprägt und gezeichnet.

Der Überlebenswille war im Hintergrund wohl weiterhin da, sonst hätte ich mich damals auf Hilfsangebote nicht eingelassen. Der eigentliche Wille, mein Leben wieder eigenverantwortlich zu bestimmen, kam erst in der Therapiezeit zum Vorschein. Mit zunehmenden körperlichen Wohlbefinden und dem Gespür, dass wieder Energie in mir war, kam dann der Wunsch und der Wille diese Energie zu nutzen, um mein Leben zu einem besseren Leben als bisher zu machen. Das Zutrauen in meine vorhandenen Fähigkeiten wuchs, je mehr mir bewusst wurde, was ich in der Vergangenheit schon bewältigt und geleistet hatte. Das war gar nicht so wenig, wie ich mir bis dahin, in meinen depressiven Phasen einredete. Ich weiß heute nicht mehr, ob ich damals in der Therapie eine Liste erstellen sollte, welche Ereignisse und Erfahrungen für mich herausragend waren und mich geprägt hatten. Aber ich kann mich noch erinnern, dass wir darüber geredet hatten und dadurch der Glaube an mich während dieser Zeit zurückkkam.

Nachdem die Phase des Akzeptierens vorüber war und ich meine Vergangenheit als einen Teil von mir annehmen konnte, war ich mutig genug, um mir ein Leben in »Frieden und Freiheit« zu ersinnen. Wie sollte es sein? Welche Wünsche und Bedürfnisse hatte ich an ein zukünftiges Leben ohne Alkohol? Zu Beginn meiner Wünscherei, kam ich mir vor wie bei »Wünsch Dir was«. Mir war schon klar, dass ich mir vieles wünschen konnte, doch die Realität einiges davon wieder auffressen oder zerstören konnte. Schließlich war ich nicht alleine auf der Welt und es gab ja auch Dinge, die ich nicht ändern konnte. Also konzentrierte ich mich erst mal auf die Dinge, auf die ich Einfluss hatte. Grundvoraussetzung für das Erreichen eines zufriedenstellenden Lebens, war die klare Haltung: »Mein Leben wird nur funktionieren ohne Alkohol« und »Ich bin in der Lage mein Leben ohne Alkohol zu gestalten«.

Mut war schon notwendig in der ersten Zeit ohne Alkohol. Der Mut mich auf Neues einzulassen. Mut, alleinerziehender Vater zu sein. Mut, gegenüber dem Jugendamt Wünsche zu äußern, trotz der Angst vor Ablehnung. Mut, in meinem persönlichen Umfeld offen mit meiner Erkrankung umzugehen.

Doch mit den erfolgreichen Erfahrungen durch den mutigen und offensiven Umgang neuer Herausforderungen, wuchs auch das Zutrauen in mich und meine Fähigkeiten. Es war eine neue Herangehensweise an mein Leben. Offensiv meine Vorstellung von Leben angehen und umsetzen. »Angst vor der eigenen Courage« kam zwischendurch schon auf, doch was konnte denn Schlimmstenfalls passieren? Dass ein

»Nein, so geht das nicht« von einer Person, einer Behörde oder einer Institution kam. Mehr nicht. Also kein Weltuntergang. Ich durfte mit der Zeit lernen, dass mein Denken, Fühlen und Handeln, nicht mehr in ein Extrem abgleiten musste, sondern dass meine Bewertungen von Situationen und Ereignissen auch »angemessen« stattfinden konnte. Dadurch verbrannte ich auch lange nicht mehr so viel Energie. Es war genug übrig für ein Leben im Gleichgewicht. Diese guten und mutigen Entscheidungen prägen mein Leben bis heute und lassen mich gelassener mit Schwierigkeiten und Problemen umgehen.

Erfolg, was ist Erfolg? Bemühe ich ein Online-Lexikon, so lese ich dort: Erfolg ist das positive Ergebnis einer Bemühung. Oder: Erfolg ist: gesetzte Ziele erreichen.

War für mich Erfolg in der Schulzeit noch keine 5 in Mathe zu bekommen oder bei den Bundesjugendspielen einer der Besten zu sein. So änderte sich meine Ansicht von Erfolg in der Trinkerzeit. Dort war Erfolg: Bei der Arbeit nicht auffällig zu werden. Meine Rechnungen bezahlen können, meinen Job trotz Trinkerei zu erhalten. Einmal ohne Krankenhaus aus einer Trinkphase heraus zu kommen. Meinen Führerschein zu behalten (hat zum Glück für mich nicht geklappt). Mit Neid habe ich auf materiell erfolgreiche Menschen geschaut. Auf deren Auto oder Haus. Auf deren Klamotten oder Urlaubsfotos. Auf deren berufliche Erfolge.

Als ich dann mein Leben neu aufstellen durfte, sah ich es als Erfolg an, wenn ich zufrieden durch einen Tag ohne Alkohol gehen konnte. Wenn ich ein Gespräch auf Augenhöhe und mit Tiefgang führen konnte. Wenn mir Vertrauen entgegengebracht wurde. Wenn meine Kinder und ich gesund waren. Wenn ich morgens ohne Angst vor dem Tag erwachte. Wenn ich bei der Selbsthilfegruppe meine Gedanken zur Abstinenz äußerte und wohlwollendes Nicken der Anwesenden erntete. Wenn ich ermutigt wurde so weiter zu machen. Erfolg hatte nichts mehr mit Materiellem zu tun, sondern ideelle Werte und Erfolge waren wichtiger geworden. Ich definierte Erfolg für mich neu. Außerdem setzte ich mir andere Ziele.

Ziele zu haben ist immer gut, schließlich weiß man dann in welche Richtung man streben und wirken kann. »Wer den Hafen nicht kennt, in den er segeln will, für den ist kein Wind der Richtige«. Klare Ziele hatte ich zu meiner Trinkerzeit wenige und ich meinte, es finde sich schon alles zurecht. Irgendwie käme ich schon durchs Leben ohne anzuecken. Meine Ziele hatte ich aufgeteilt in Ziele des Tages, Ziele der Woche und vielleicht noch Ziele bis Ende des Monats. Weiter planen wollte ich nicht, denn in kleinen Einheiten war es für mich überschaubarer und sicherer. Leben findet jetzt im Moment statt, nur in diesem Moment. Alles andere ist Zukunft oder Vergangenheit. Im Jetzt weiß ich, wie ich mich fühle. Im Jetzt denke ich aktuelle Gedanken. Im Jetzt treffe ich Entscheidungen. Und häufig genügt es mir im Jetzt zu sein. Zum Beispiel, wenn ich mit meiner »Lieblingsmenschin« in der Natur unterwegs bin. Dort erlebe ich Momente, wo ich die Zeit am liebsten speichern möchte. Dort habe ich manchmal »perfekte« Momente. Mitten in der Natur, mich selber spürend. Eindrücke sammelnd und an der Hand eine Frau, die mir richtig guttut.

Ziele verändern sich im Laufe der Jahre. Ich habe einige Ziele erreicht und habe wieder Neue. Erreicht habe ich, dass ich meine Kinder in das Erwachsenenalter begleitet habe. Erreicht habe ich, dass ich souveräner mit den Herausforderungen des Lebens umgehen kann. Erreicht habe ich eine materielle Stabilität. Ich habe eine stabile Gesundheit. Außerdem bin ich nach Jahren der Kindererziehung wieder gut im

Berufsleben angekommen. Ich habe mit Rauchen aufgehört. Ich schreibe jetzt bewusst »aufgehört«. Ich habe abgebrochen, möchte auch nicht mehr rauchen. Doch so ganz scheine ich mit dem Thema noch nicht durch zu sein. Gestern war ich im Dienstauto unterwegs und musste an einer Ampel halten. Hinter mir eine Dame in einem Auto, die sich genüsslich eine Zigarette anzündete. Und ich? Ich hatte ganz kurz dieses Gefühl der Entspannung in mir, welches sich früher breitmachte, wenn nach längerer Zeit wieder die Möglichkeit war sich eine Zigarette anzustecken. Also so ganz »frei« bin ich wohl doch noch nicht. Frei hingegen bin ich vom Alkohol. Dieses Ziel habe ich bisher erreicht. Doch dieses Ziel stellt sich ja jeden Tag wieder aufs Neue auf. »Heute nicht« habe ich mir zu Beginn meiner Abstinenz gesagt. Es genügt Heute. Kleine Einheiten, die Zeit überschaubar halten. Inzwischen ist es schon »normaler« geworden, dass ich den Urlaub im nächsten Jahr plane. Meine jetzigen Ziele sind: Gesund bleiben und gesund alt werden, in absehbarer Zeit mit meiner Freundin zusammenziehen, gute Beziehungen zu meinen Kindern und Enkeln pflegen, Familie wertschätzen, beruflich erfolgreich sein, weiterhin Vorträge halten, materielle Sicherheit. Ach ja: Dieses Buch erfolgreich veröffentlichen. Das sind Ziele, die ich nur erreichen kann, wenn ich weiterhin zufrieden abstinent lebe.

Und was sind deine Ziele?

Von Innen nach Außen

Bei mir habe ich festgestellt, dass in Gedanken ein Vorhaben angehe, doch ich erst zeitverzögert es gefühlsmäßig anerkenne. Also, dass es vom Kopf her und vom Gefühl her passt. So war es diesmal auch mit diesem Buchprojekt. 2016 habe ich mein letztes Taschenbuch veröffentlicht und das genügte mir erst mal. Ich hatte geschrieben was ich schreiben wollte und das war gut. Nach einer gewissen Zeit (ca. 1 Jahr), ergaben sich neue Herausforderungen/Möglichkeiten. Ich habe mich einer Gemeinschaft von Gleichgesinnten Vortragsrednern angeschlossen und ich versprach mir davon eine persönliche Weiterentwicklung. Es war schön und gut, mich mit bewussten Menschen auszutauschen und gemeinsame Ziele zu erarbeiten. Ich habe einige Menschen kennengelernt, die mein Leben bereichert haben. Aber ich habe auch gemerkt/gespürt, dass ich nicht der Teamplayer bin, der dazu nötig wäre, um gemeinsam erfolgreich zu sein. »Schuster bleib bei deinen Leisten«. Es fühlte sich nicht so gut an, wie es nötig gewesen wäre, um mich voll und ganz auf dieses Projekt einzulassen. Ich glaube für mich daraus gelernt zu haben, dass ich mit meiner Geschichte, mit meiner Herangehensweise an das Thema Sucht und Abhängigkeit, als Einzelkämpfer mich wohler fühle. Somit bin ich wieder nur mir verantwortlich und fühle mich frei. Bei diesem Projekt war der Kopf neugierig auf Neues und ich wartete darauf, dass das Gefühl (ja, genau das ist es) nachzieht. Hat es aber nicht getan.

Ich habe mich dann ehrenamtlich ein Jahr in einer JAA (Jugendarrestanstalt) arrangiert, bis ich berufliches und Ehrenamt zeitlich nicht mehr ohne Stress unter einen Hut bringen konnte. Somit habe ich das Ehrenamt dann abgegeben. Es dauerte dann wieder ungefähr 1 Jahr, bis ich mich gedanklich auf ein weiteres Buchprojekt einlassen konnte. Ich brauchte ein Thema, welches ich noch nicht »beackert« habe. Vom Kopf her wurde mir immer klarer, dass ich ein Buch schreiben möchte, welches aufzeigt: »Wie kann ich langfristig zufrieden abstinent sein. Was gehört für mich dazu«? Im letzten Winter war ich noch nicht bereit dazu mich hinzusetzen. Ich möchte es auch wirklich wollen. Es muss aus mir raus wollen. Einfach schreiben, dass was geschrieben ist, macht für mich keinen Sinn. Dann kann ich es auch lassen. Ich wusste aber, dass das Gefühl irgendwann »nachzieht« und der Wunsch zu schreiben dann wieder ganz da ist. Und nun sitze ich hier.

Am Anfang steht immer ein Gedanke, eine Idee. Es sind aber nur Gedanken, mehr nicht. Ich kann mein ganzes Leben lang eine Idee von einem besseren Leben haben, doch, wenn ich nicht in die Handlung komme, verändert sich nichts. Gedanken alleine bringen keine Veränderung. Ich muss schon selbst aktiv werden und in die Handlung kommen, wenn ich mein Leben nach meinen Vorstellungen beeinflussen möchte. Meine Chefin kann nicht erraten, dass ich eine Lohnerhöhung haben möchte, wenn ich ihr das nicht sage oder schreibe. Gedankenlesen kann sie noch nicht (glaube ich zumindest).

Unter Abstinenz verstehe ich ein Denken und Handeln in voller Verantwortung. Mein Denken bestimmt mein Reden und meine Handlungen. Im Kopf sitzt die Schaltzentrale. Sind meine Gedanken geordnet, habe ich eine klare Haltung zu mir und meiner Person, eine klare Haltung in den unterschiedlichen Lebensbereichen, eine klare Haltung dem Leben und der Gesellschaft gegenüber, dann ist Leben für mich überschaubar. Das ist etwas, was ich schon in der Therapie für mich erkannt habe. Ich wollte mein Leben wieder überblicken, um es im Griff zu haben, um es steuern zu können, um es bestimmen zu können. Dazu musste ich aber aus der passiven Haltung heraus, die ich bis dahin ja pflegte. Ich reagierte auf Situationen und Ereignisse, die auf mich zukamen. Ich erwehrte mich unangenehmer Situationen, Gedanken und Gefühlen. Erst wenn ein Zustand da war, vorhanden war, reagierte ich. Somit war ich ständig in der Abwehrhaltung, anstatt ein gewünschtes Ereignis selbst herbeizuführen, zu bestimmen. Dieses in die Offensive gehen um mehr Mitspracherecht in meinem Leben zu haben, musste ich auch erst lernen und üben. Ich durfte lernen, dass ich meine Vorstellung von Leben äußern darf, auch auf die Gefahr hin, dass meine Mitmenschen diese Sichtweise nicht teilen oder sogar ablehnen.

Mir fällt dazu ein Beispiel aus meiner Anfangszeit als trockener Alkoholiker ein. Im Sommer 1997 war noch nicht ganz klar, ob die Kinder bei meiner Frau bleiben oder ob ich sie zu mir nehmen kann. Das Jugendamt wollte noch ein wenig abwarten, wie sich die Gesundheit meiner Frau entwickelte. Ich war unsicher in welche Richtung ich nun denken und planen sollte. Einerseits wollte ich ein selbstbestimmtes Leben und andererseits bestimmte das Jugendamt, bzw. der Gesundheitszustand meiner damaligen Frau darüber, wie mein Leben weitergeht. Ich fühlte mich wieder in der Defensive. Ich sollte abwarten und reagieren anstatt selbst zu agieren. Weil ich mit dieser Situation nicht gut sein konnte, erzählte ich meine Gedanken Donnerstagabend in der Selbsthilfegruppe. Ein Gruppenmitglied meinte dann: »Toni, stell Dir vor ich bin eine gute Fee und ich sage Dir: Du hast 3 Wünsche frei. Was würdest Du dir wünschen«? Ich konnte ganz klar benennen, dass ich meine Kinder zu mir nehmen möchte, dass ich weg vom Arbeitsamt und hin zum Sozialamt wollte (damit ich nicht ständig eine Geldsperre bekam, weil ich auf meine Kinder aufpasste) und ich wollte die Kinder in ihrem gewohnten Umfeld betreuen. Das hieß: Ein Wohnungstausch zwischen mir und meiner Frau. »Siehst Du, dann weißt Du ja, was Du willst« bekam ich als Rückmeldung.

Am nächsten Morgen rief mich das Jugendamt an und bestellte mich ein. »Sie sollten langsam wissen, was Sie wollen« hörte ich die resolute Frau vom Amt sagen. Und mich hörte ich sagen: »Habe ich 3 Wünsche frei«? Sie lachte und hörte sich meine Vorstellung von Zukunft an. »Dann machen Sie das, meine Unterstützung haben Sie« bekam ich als Antwort. Es war eine enorme Erleichterung nun Klarheit geschaffen zu haben und es war auch Erleichterung, weil ich Angst hatte, dass die Frau vom Amt hätte sagen können: »Das sehen wir anders« oder »das geht nicht«. Also meine Befürchtung vor Ablehnung würde zum Glück nicht bestätigt. Mir gab diese Klarheit und die Unterstützung durch diese Frau ordentlich Rückenwind in meinem Handeln. Ich sprach mit meiner Frau, mit dem Arbeitsamt und dem Sozialamt, mit den Wohnungsvermietern, mit der Schule und dem Kindergarten. Ich hatte ja eine Klarheit und ein Ziel, welches ich nun verfolgen konnte. Das machte mein Leben einfacher, trotz mehr Aufwand. Ich bin damals in die Verantwortung gegangen, hab mir diese Verantwortung zugetraut und auch geholt. Ich habe das Heft des Handelns übernommen.

Verantwortung

In jungen Jahren wollte ich von Verantwortung nicht viel wissen. Als Kind brauchte ich nicht viel Verantwortung übernehmen und als Jugendlicher wollte ich keine oder kaum Verantwortung übernehmen. Es sollten doch lieber Andere verantwortlich sein. Ich fühlte mich nicht stabil und stark genug dafür. Natürlich musste ich im Beruf und auch im Alltag Verantwortung übernehmen, doch wo es ging, vermied ich das, um mich nicht zu sehr »belastet« zu fühlen. Ja, ich empfand es damals als Last verantwortlich zu sein. Mir wurde Verantwortung übertragen und ich hatte häufig Angst dann Schuld zu sein, wenn das nicht wie gewünscht klappte. Angst und Schuld, zwei Begriffe über die ich heute gut reden und auch diskutieren kann. Das war in meiner Jugend- und Trinkerzeit nicht so. Ich habe Angst gehasst und ich habe mich dafür geschämt Angst zu haben. Nach außen versuchte ich zu funktionieren und keine Schwächen, bzw. Gefühle zu zeigen. Doch innerlich war ich mit mir nicht zufrieden und wünschte mir ein Anderer zu sein. Jemand der selbstbewusst sein Leben steuert, beruflich erfolgreich ist und mit sich selbst im Reinen. Ja, so hätte ich sein wollen. Ich fühlte mich aber nicht in der Lage meine Persönlichkeit dahingehend zu entwickeln, dass ich diese gewünschten Eigenschaften erlange. Meine Vorstellung von Persönlichkeit war: »Du bist so und damit musst Du nun zurecht kommen«. Weil ich in dieser Angst vor den Herausforderungen des Lebens gefangen war, merkte ich auch nicht, dass mir von Seiten meiner Familie, meines Freundeskreises und auch bei der Arbeit, häufig Unterstützung bei der Erarbeitung solcher persönlicher Kompetenzen angeboten wurde. Damals habe ich es als Übertragung von Aufgaben angesehen, die ich zu erledigen hatte ohne darin Entwicklungsmöglichkeiten zu sehen oder als solche zu begreifen. Klar fand ich es gut, wenn ich im Betrieb sich wiederholende Tätigkeiten mit zunehmender Sicherheit erledigen konnte. Am liebsten hätte ich dann nur noch diese eine Tätigkeit verrichtet, weil ich Sicherheit und Bestätigung darin fand. Ich habe das Ganze aber nicht als Entwicklungsschritt wahr-genommen und mir somit Selbstbestätigung und Selbstbewusstsein geholt. Ich hatte eher Angst vor dem nächsten Arbeitsauftrag. Würde ich eine Arbeit übertragen bekommen, die ich schon mal gemacht hatte? Oder hatte ich das Glück, dass ich mir vertraute Arbeitsabläufe zugewiesen bekam? Diese Scheiß Angst vor dem was kommen könnte, bestimmte zumindest mein Arbeitsleben. Später dann auch andere Lebensbereiche. Leben war für mich einfach anstrengend. Somit hatte ich im Alkohol eine Entspannungsmöglichkeit, konnte mir zumindest für Stunden eine Auszeit nehmen. Bis der Alkohol dann selbst zur Belastung wurde.

Mit der Übernahme von Verantwortung begann ich mein Leben mit zu bestimmen. Um die Bereitschaft für Verantwortung zu entwickeln, benötigte ich damals diese Therapie. Mich hat dort niemand gezwungen Verantwortung zu übernehmen (außer für das Blumengießen und den Tischdienst). Ich habe damals erkannt, dass die Übernahme von Verantwortung mein Weg zum Ziel war. Nämlich ein Leben ohne Alkohol führen zu können. Ich habe damals erkannt, dass ich verantwortlich für das bin, was ich tue und auch verantwortlich bin für das, was ich unterlasse. Ich bin automatisch für vieles verantwortlich, ob ich es möchte oder nicht. Dann lieber sich mit der Verantwortung anfreunden, anstatt in ständiger Angst vor ihr leben. Flucht nach vorne könnte man es auch nennen.

»Der Weg zum Ziel beginnt an dem Tag, an dem Du die

volle Verantwortung für dein Tun übernimmst« ist nur ein Zitat zum Thema Verantwortung. Ich persönlich würde sagen: »Abstinenz gelingt, wenn Ich die volle Verantwortung für mein Denken und Handeln übernehme«.

Ich könnte auch sagen: »Höre auf zu sein, der Du warst und werde der, der Du bist. Oder höre auf zu sein, der Du warst und werde der, der Du sein möchtest«!

Freiheit habe ich empfunden, als mir bewusst wurde, dass ich den Alkohol nicht mehr benötige und nicht mehr benutzen möchte. Ich fühlte mich stärker als der Alkohol und habe begriffen, dass ich entscheide, wer die Macht über mich hat. Der Wunsch, so konsumieren zu können, wie die »Nichtkranken«, der war nicht mehr vorhanden. Ich hatte vollkommen akzeptiert, dass ich Alkoholkrank bin. Es gibt die Begrifflichkeit: »vor dem Alkohol kapitulieren«. Mich gebeugt vor der überlegenen Macht Alkohol, das habe ich am Ende meiner Trinkerzeit. Ich habe eingestanden, dass ich machtlos gegenüber dem Alkohol war. Dieses mich niedergedrückt fühlen, verging aber recht schnell wieder. Mit zunehmendem körperlichen Wohlbefinden, hatte ich das Gefühl, wieder Herr über mich selbst zu sein. Doch dieses Gefühl kannte ich aus meinen vorangegangenen Entgiftungen. Sobald es mir wieder besser ging, körperlich und psychisch, wurde es gefährlich. Ich fühlte mich aber zu Beginn meines Lebens in Freiheit nicht mehr wehr- und hilflos. Ich hatte gelernt auf mich aufzupassen und ich war zuversichtlich diesmal einen besseren Weg einzuschlagen. Es fühlte sich einfach gut an.

Freiheit heißt auch Verantwortung! In erster Linie für mich. Meine Kapitulation vor dem Alkohol war voll und ganz. Nun ist diese Zeit der Kapitulation schon länger her und ist in eine Zeit der Akzeptanz übergegangen, Ich akzeptiere und bin damit einverstanden, dass ich mit Alkohol nicht vernünftig umgehen kann. Der Alkohol hat seinen Schrecken verloren, zumindest Phasenweise. Es gibt Zeitabschnitte, da ist Alkohol überhaupt kein Thema und ich verliere keinen Gedanken daran. Doch dann kommen wieder Momente, wo der Alkohol ganz nah ist und mir bewusst wird, dass ich mir nicht zu sicher sein sollte. Die Achtsamkeit gegenüber dem Alkohol ist dann wieder gegenwärtig. Damit diese Achtsamkeit nicht irgendwann ganz verschwindet, dafür sorge ich, indem ich mich als Alkoholiker und alkoholkrank bezeichne. Es ist ein Bekenntnis zu meiner Erkrankung. Kein Verleugnen mehr. Es ist meine Verantwortung weiter an mir zu arbeiten, um gegenüber dem Alkohol gerüstet zu sein. Diese Verantwortung ist aber keine Belastung mehr, sondern eher Freude. Denn dadurch bleibe ich der Steuermann. Ich sage, wo es lang geht. Ich setze die Prioritäten. Ich weiß, was gut für mich ist. Da ich allein verantwortlich bin für meine Person, mein Denken und Handeln und Fühlen, möchte ich auch keine Schuld mehr auf andere übertragen. Auch wenn die Lebensumstände nicht immer ideal sind und Einflüsse von außen mein Leben mitbestimmen, bestimme ich doch am Ende, wie ich damit umgehe. Ich habe die Wahl der Perspektive.

Perspektivwechsel
Wenn ich die Fähigkeit übe, aus mir heraus zu gehen und mich in der jetzigen Lebenssituation zu betrachten, dann hilft es mir, mich selbst zu analysieren und einer negativen Tendenz entgegenzuwirken. »Was ist Fakt«? Bin ich zufrieden mit meiner Gesundheit? Bin ich zufrieden mit meinem Job? Bin ich glücklich in meiner Beziehung? Fühle ich mich sicher in meiner Abstinenz? Ich kann mich und meine Lebenszufriedenheit besser erkennen, wenn ich rein sachlich, ohne Verfälschung durch Gefühle und Emotionen, darauf blicke. Eine Standortbestimmung vornehmen, um vorwärts zu kommen

im Leben. Um meine Person und meine Lebensumstände zu verbessern. Dabei behilflich sein kann ein Therapeut, Sozialarbeiter, Freunde, Familie, Menschen meines Vertrauens. Sie geben mir Rückmeldung und helfen mir, ein objektives Bild von mir und meiner Person zu erstellen. Nun habe ich nicht immer solche Personen griffbereit und ich möchte auch nicht alles von mir preisgeben. Deshalb ist es wichtig, mein eigener Freund, Therapeut, Sozialarbeiter zu sein. Ich darf für mich sorgen und möchte, dass es mir möglichst gut geht. Deshalb kann ich mein Denken auch dahin lenken, dass ich mich regelmäßig frage: »Geht es mir wirklich gut oder rede ich mir das nur ein«? »Wie habe ich mich in dieser Situation zu verhalten, damit ich unbeschadet daraus hervorgehe«? »Wo ist mein Vorteil«? »Wo ist mein Gewinn dabei«?

Ich denke, diesen Egoismus an den Tag legen, heißt nicht auf Kosten anderer sich einen Vorteil zu verschaffen, sondern für das Wohlergehen der eigenen Person zu sorgen. Was ist verwerflich daran? Kein Mensch auf dieser Welt ist vollkommen selbstlos. Auch Menschen, die anderen Menschen oder auch Tieren helfen, haben einen Gewinn davon, dass sie helfen. Nämlich das Gefühl und das Bewusstsein, etwas Gutes getan zu haben. Etwas Positives zu bewirken und einer sinnhaften Tätigkeit nachzugehen. Natürlich gebührt solchen Menschen Respekt und Anerkennung für ihren Dienst für die Gesellschaft, für Mensch, Tier und Natur. Doch es ist eine natürliche Sache, daraus auch einen Selbstgewinn zu haben. Gehe ich mit diesem Bewusstsein, zum Beispiel einer ehrenamtlichen Tätigkeit nach, dann werde ich es weiter tun, denn es gibt mir ja etwas. Ich habe etwas davon. Vielleicht ist es das Gefühl der Zugehörigkeit zu einer Gruppe oder Organisation. Oder es ist die Dankbarkeit der Menschen oder Tiere, die ich erfahre. Es ist auf jeden Fall ein Gewinn, eine Belohnung.

Während meiner Trinkerzeit war ich auch egoistisch. In den Trinkphasen wollte ich konsumieren, obwohl sich daraus Probleme und Schwierigkeiten ergaben. Nicht nur für mich, sondern auch für mein Umfeld. War ich früher egoistisch um trinken zu können, kann ich doch heute genauso egoistisch sein in meiner Abstinenz. Ich darf weiter an mich denken, an meinen Vorteil, an meine Belohnung. Meinte ich früher wäre die Belohnung ein bestimmter Erlebniszustand gewesen, so kann ich in meinem heutigen Erlebniszustand einen viel höheren Gewinn erkennen, eine größere Belohnung.

Persönlichkeitsentwicklung

»Das Beständigste im Leben ist der Wandel« ist ein weiterer Glaubenssatz, den ich mir zu Eigen gemacht habe. Heute macht mir Veränderung und Wandel keine große Angst mehr. Auf manche Veränderung kann ich mich freuen (z.B., dass ich wieder Opa werde), mit anderen Veränderungen (Corona) kann ich vorsichtig und kritisch umgehen. Was wird sich dadurch alles verändern? Wie viel und welchen Einfluss habe ich darauf? Wenn ich den Umstand oder die Situation nicht bestimmen kann, so kann ich doch meine Haltung dazu bestimmen und gegebenenfalls ändern. Aus der Position einer gesunden Grundhaltung zu mir und meiner Person (Ich bin OK), kann ich einem Leben im Wandel begegnen, ohne, dass ich in ständiger Angst leben brauche. Zuversicht, dass ich mein Leben meistere und für mich Gutes bewirke, überwiegt. Was mich so zuversichtlich sein lässt?

Meine Lebenserfahrungen dienen mir als Fundament für die Gegenwart und die Zukunft.

Ich habe bisher viele Erfahrungen gesammelt. Positive und negative. Aus beiden kann ich lernen, wenn ich bereit dazu bin. Negatives nicht verdrängen, sondern als Erfahrungsschatz ansehen um zu lernen. »Da will ich nie wieder hin« höre ich häufig von trockenen Alkoholikern, wenn sie über ihren persönlichen Tiefpunkt berichten. Ja, sie behalten diese Erinnerung an die schlimmsten Momente in ihrem Leben aufrecht, damit diese Erfahrung abrufbar bleibt, wenn der Suchtdruck zu groß wird oder die Verlockung bei einer Feier sich aufbaut. »Der Gedanke an meine Auffind-Situation hilft mir trocken zu bleiben« meint ein Gruppenfreund. Er sieht sich dort liegen, zwischen Sofa und Wohnzimmertisch, mit blauen Flecken, Schmerzen und Blut. Ein Krampfanfall hatte ihn niedergestreckt und er hatte das Bewusstsein verloren. Als er wieder wach wurde, musste er erst mal seine Gedanken sortieren und in diesem Moment hat er wohl die Entscheidung für ein Leben ohne Alkohol getroffen.

Neue Rituale baut er seitdem in sein Leben ein. Schon am Morgen liest er in einem Buch, welches für jeden Tag gute Gedanken parat hält. Er hat seine Wohnung umgeräumt und schläft nicht mehr auf dem Sofa (wie noch zu Trinkerzeiten). Er besucht regelmäßig Selbsthilfegruppen und weil das zurzeit nicht möglich ist, ist er in Online-Selbsthilfegruppen unterwegs. Er ist vernetzt in der örtlichen Suchthilfe und mit seinen Kollegen von der Suchthelferausbildung. Respektvollen Umgang mit seiner Person fordert er ein und ist selber wertschätzend im Umgang mit seinen Mitmenschen. Mit Freude und Dankbarkeit begegne ich ihm bei unseren Gruppentreffen oder jetzt eben Online. Er zeigt mir, wie Abstinenz gelingt und ein Gewinn für alle Beteiligten sein kann.

Von anderen trockenen Alkoholiker/innen erfahre ich, dass sie am Morgen schon den Tag im Kalender anstreichen, um sich bewusst für einen Tag ohne Alkohol zu entscheiden. Von manchen höre ich, dass sie Kraft und Zuversicht im Gebet finden, obwohl sie vorher nicht gläubig waren. Ich habe in meiner Anfangszeit regelmäßig Sport gemacht, was mir ein gutes Körpergefühl gab und mich gesund ernähren ließ. Tagebuch schreiben kann auch ein Ritual sein, um seine Gedanken zu ordnen und sich selber stabil zu halten. Ein täglicher Morgen- oder Abendspaziergang ist eine weitere Möglichkeit. Es gibt noch viele Möglichkeiten regelmäßige Rituale zu schaffen um Struktur und Stabilität für sich zu erreichen.

Welches Ritual würdest Du wählen?

Alte Rituale loslassen, wenn sie schädlich waren und durch

neue nützliche und gewinnbringende ersetzen. Diese Möglichkeit hat jeder Mensch, wenn er das Bewusstsein dafür aufbringen kann und möchte. Gewohnheiten ändern fällt uns manchmal schwer (ich merk es bei den Süßigkeiten am Abend vor dem Fernseher), doch Gewohnheiten sind ebenfalls veränderbar.

Neue Rituale für sich finden sind nur ein Teil von Persönlichkeitsentwicklung im Zusammenhang mit Abstinenz.

Stärker und robuster werden im Umgang mit schwierigen Situationen. Das wollte ich damals und daran arbeite ich heute noch. Ich möchte möglichst souverän mit den Herausforderungen im Leben umgehen können. Damit ich dafür nicht unnötig Energie aufwende, sondern für meine Pläne und Träume noch ausreichend Energie habe um diese zu verwirklichen. Je älter ich werde und je mehr Erfahrungen ich mache, desto vertrauter wird mir auch der Umgang in bestimmten Lebenssituationen. Ich muss diese nur bewusst wahrnehmen und für mich passend bewerten, damit ich in Zukunft gelassener damit umgehen kann.

Unabhängiger und flexibler werden. Mache ich mich abhängig von Menschen oder materiellen Dingen? Diese Frage kann jeder für sich beantworten und wenn er zu der Erkenntnis kommt, dass sein Wohlbefinden zu sehr von äußeren Umständen abhängig ist, dann kann er entweder loslassen oder sich selbst mehr in den Fokus stellen. Eine neue Gewichtung der Prioritäten vornehmen. Wirkliche Unabhängigkeit gibt es nicht. Jeder Mensch ist irgendwie von irgendwas abhängig. Der reichste Mensch der Welt ist auch abhängig davon, ob seine Berater in seinem Interesse handeln. Also Geld garantiert nicht Unabhängigkeit. Materieller Besitz verpflichtet und schränkt wirkliche Unabhängigkeit ein. Ich denke, wirkliche Unabhängigkeit kann ich nur mir selber geben, indem ich mich nur mir selbst verpflichtet fühle. So möchte ich aber auch wieder nicht sein. Ich möchte nicht so egoistisch sein, dass ich nur an meinen Vorteil und mein Weiterkommen denke, während um mich herum meine Mitmenschen leiden. Der Mensch ist ein soziales Wesen und was um ihn herum geschieht hat Einfluss auf sein Denken, Handeln und Fühlen. Äußere Einflüsse bestimmen also mein Wohlbefinden mit. Da ich mir darüber im Klaren bin, kann ich mir meine Empfindungen auch besser erklären und gegensteuern. Aktuell kommen viele negative Nachrichten in den Medien und es ist kein Wunder, dass viele Menschen dadurch in der Stimmung gedrückt sind oder depressiv werden. Der menschliche Kontakt ist eingeschränkt und Zukunftsängste machen sich breit. Ich kann mich dieser Stimmung hingeben und diese Umstände über mein Empfinden herrschen lassen oder ich halte dagegen, um nicht in Trübsal zu verfallen. Lieber sehe ich zu, dass ich mir in dieser dunklen Zeit etwas Helligkeit verschaffe. Spaziergänge an der frischen Luft, Telefonate mit Menschen die mir wichtig sind, die ich aber aktuell nicht treffen darf. Kerzenschein und gute Musik, ein gutes Buch lesen, Sport machen, ein gutes Essen zubereiten, seinem Hobby nachgehen usw. Persönliche Vorlieben ausleben, um diese den negativen Umständen entgegenzusetzen. Das kann ich tun um für mich zu sorgen und meine Grundstimmung zu heben. Das sind Dinge, die ich selbst entscheide zu tun. Nur ich entscheide darüber, ob ich mich treiben lasse oder unter Kontrolle habe. Unabhängig von den äußeren Umständen habe ich Einfluss darauf, wie ich damit umgehe und wie ich diesen Umständen begegne. Somit bestimme ich maßgeblich über mein Wohlergehen und ich entscheide somit auch über meine Gefühle und Emotionen.

Selbsterkenntnis war bei mir ein wichtiger Punkt, um die Kontrolle über mein Leben zurückzugewinnen. Wie bin ich eigentlich? Bin ich wirklich so stark und selbstsicher, wie ich nach außen versuche darzustellen? Ich musste, oder durfte erkennen, dass ich ein ganz normaler Mensch mit Stärken und Schwächen bin, dem sein Leben entglitten war.

Ich durfte auch herausfinden, dass ich häufig ängstlich war und mir vieles nicht zugetraut habe. Außerdem war ich jemand, der mit sich und seiner Umwelt in Frieden und Harmonie leben wollte und deshalb möglichen Konflikten aus dem Weg ging. Häufig habe ich dann meinen Standpunkt, meine Überzeugung, nicht vertreten, um keine Streitereien entstehen zu lassen. Dadurch entstand aber wieder Unzufriedenheit bei mir. Das Erkennen der eigenen Persönlichkeit, die charakterlichen Stärken und Schwächen benennen, die eigene Identität begreifen, das konnte ich während meiner Therapiezeit und die ganzen weiteren Jahre, bis heute.

Selbstakzeptanz war dann der nächste Schritt um mit mir wieder ins Reine zu kommen. Mich als Mensch mit Stärken und Schwächen annehmen und akzeptieren, dass ich an meinen Schwächen noch arbeiten muss. Dieses »Ich bin OK« war damals nicht. Ich fühlte mich nicht OK, weder als Mensch, noch als Vater oder Ehemann. Auch mit meiner abgelieferten Arbeit im Betrieb war ich nicht zufrieden. Selbstzweifel bestimmten mich. Aus dieser Lebenskrise wäre ich ohne Hilfe und Begleitung vielleicht nicht mehr herausgekommen. Mir wurden neue Sichtweisen angeboten, durch die ich wiederum eine andere Bewertung meiner Vergangenheit und auch eine Neubewertung meiner Person vornehmen konnte. Ich benötigte einen realistischen Blick auf meine Lebensumstände, auch auf meine Persönlichkeit. Dabei half mir der Austausch mit den anderen Patienten in der Klinik und die Gespräche mit den Therapeuten. Ich durfte eine Standortbestimmung vornehmen und darauf aufbauend dann Veränderungen in Angriff nehmen. Nicht nur Veränderungen, was Beziehung, Wohnung und Arbeit anging, sondern auch ein Ändern der Persönlichkeit.

Selbstveränderung war für mich das Schwierigste und Anstrengendste. Mich als Mensch neu auszurichten, um im Alltag bestehen zu können, das war die Aufgabe, die ich für mich erkannte. Ziele, Wünsche und Bedürfnisse klar benennen viel mir schwer. Doch mit Übung und Überwindung wurde es mit der Zeit gewohnter für meine Überzeugungen einzutreten. Ich war erstaunt über mich selbst, welche Wandlung ich vollziehen konnte und wie sich meine Lebensumstände dadurch verbesserten. Zuerst hat sich aber mein Wohlbefinden gebessert. Ich wurde zufriedener und zuversichtlicher, was meine nähere Zukunft anging. Denn ich merkte, welchen Einfluss ich darauf nehmen konnte, weil ich meine Erwartungen und Ziele klar benannte. Klarheit und Ordnung im Kopf machte sich breit. Die Überschaubarkeit meiner einzelnen Lebensbereiche und meine Handlungskontrolle entwickelte sich nach und nach. Fähigkeiten erlernen in der Schule oder im Beruf, geschieht durch Wiederholungen. Ebenso kann auch Persönlichkeit verändert und persönliche Fähigkeiten geweckt und trainiert werden. Die Zeit während der Therapie und das Jahr danach war so ziemlich die spannendste Zeit meines Lebens. Weil ich mich verändern musste, wollte und konnte. Die Reaktionen auf meine veränderte Persönlichkeit in meinem Umfeld war recht interessant. Mir wurde wieder mehr Respekt entgegengebracht und ich fühlte mich ernst genommen. Dadurch, dass ich mich verändert hatte, veränderte sich das Verhalten der Menschen zu mir.

Kraftquellen

Um mein Leben wieder in den Griff zu bekommen, bedürfte es nicht nur einer veränderten Geisteshaltung, sondern ich musste mir auch neue Kraftquellen erschließen, damit die Energie vorhanden war, um das Erdachte in Wirklichkeit umzusetzen.

Eine Kraftquelle kannte ich, das war **Sport**. Schon während der Therapie begann ich regelmäßig im Fitnessraum mich körperlich wieder so herzustellen, wie ich es mir vorstellte. Ich wollte körperlich wieder belastbar sein, mich gesund und fit fühlen, beweglich sein. Den Sport habe ich dann mit in meinen Alltag genommen und beibehalten. Zu einer sportlichen Lebensführung gehört auch gesunde und ausgewogene Ernährung.

Eine neu entdeckte Kraftquelle war das **Schreiben**. Auf Anraten meines Therapeuten hatte ich ja damit begonnen und ich stellte für mich fest, dass es hilfreich war, um meine Gedanken und Gefühle zu ordnen. Ich konnte mir vieles »von der Seele« schreiben, was ich nicht unbedingt bereden wollte. Papier ist ja geduldig und ich fand es wichtig, mich regelmäßig hinzusetzen, um mich zu hinterfragen und meinen Werdegang zu dokumentieren. Daraus sind dann später die Bücher entstanden. Auch gerade jetzt, in diesem Moment, wo ich auf die Tastatur tippe und mir meine Kraftquellen wieder präsent mache, merke ich, dass Schreiben eine meiner Ausdrucksformen ist, die mir guttut.

Lesen gehörte früher nicht zu meinen Leidenschaften. Heute auch noch nicht wirklich. Aber ich lese gezielt Bücher die mich interessieren. Waren es zu Beginn meiner Abstinenz eher Biografien von trockenen Alkis, so wandelte sich das mit der Zeit und es wurden immer mehr Bücher zum Thema Persönlichkeitsentwicklung, Motivationsbücher oder Bücher über Zufriedene Lebensführung. Darin entdecke ich oft Ansatzpunkte für eigene Gedanken und gerne übernehme ich auch neue Anregungen, um das Wohlbefinden zu steigern oder zu erhalten. Ich nehme das Gelesene mit in mein Leben, ich übertrage es, ich baue es in meinen Alltag ein. Somit nutze ich das Lesen von Büchern als Förderung meiner Fähigkeiten, mein Leben besser zu nutzen und um leichter in meinem Leben zu sein. Für alles gibt es Ratgeber. Ich suche mir die Ratgeber-Bücher, von denen ich glaube, dass sie mir zusätzliches Wissen bringen oder zumindest Bestätigung meiner aktuellen Haltung. Manchmal habe ich hier mehrere ungelesene Bücher liegen, mit interessanten Titeln, doch ich gehe nicht bei. Aber es kommt dann der Moment, an dem ich genau dieses Buch lesen möchte. Ich lese nicht regelmäßig oder aus Gewohnheit, sondern wenn mir danach ist. Im Sommer weniger, in der dunklen Jahreszeit etwas mehr.

Selbsthilfegruppen sind ein Bestandteil des Hilfesystems in unserer Gesellschaft. Ich habe gelernt, diese Möglichkeit des Austausches zu nutzen und zu schätzen. Über Jahre entstehen Freundschaften und Vertrauen. In der Gruppe kann ich Sorgen und Nöte mitteilen, aber auch Erfolge und Veränderungen erzählen. Reden bedeutet für mich nicht nur, dass ich meine Gedanken teile, sondern auch, dass ich Gefühle zulassen kann und in schwachen Momenten aufgefangen werde durch die Gemeinschaft. Wir sind eine Glaubensgemeinschaft von Menschen, die daran glaubt, dass ein Leben ohne Alkohol möglich und nötig für uns ist. Dabei unterstützen wir uns gegenseitig. Ich bin nicht allein.

Arbeit ist nicht nur Broterwerb, sondern auch sinnhaft. Die allermeisten Menschen wünschen sich eine Tätigkeit, die ihnen Spaß macht, bei der sie angemessen Geld verdienen, durch die ihre Gesundheit nicht gefährdet wird. Die eigenen Talente und Fähigkeiten in die Arbeit einbringen und Anerkennung sowie Bestätigung erfahren. Wenn es ganz gut läuft noch ein Stück Selbstverwirklichung im Job oder der Selbstständigkeit finden. Erfüllung in der Arbeit finden wäre ideal. Leider gelingt das nicht immer und ich fürchte sogar, recht selten. Zu motzen gibt es immer was und in diesem Land sind wir ganz groß im Jammern und Kritisieren. Wir können ganz genau sagen, was nicht passt und nicht funktioniert und wo jemand einen Fehler gemacht hat. Ich übe mich darin, das Positive an meinen Tätigkeiten zu sehen. Zum Beispiel die Möglichkeit Menschen zu helfen ihre Lebenssituation zu verbessern. Ich habe die Möglichkeiten durch meinen Arbeitgeber und durch meine Funktion als Suchthelfer. Anderen Menschen zu helfen, gibt meiner Arbeit und auch mir als Mensch Sinn. Sinnhaftigkeit im Leben ist ganz wichtig. Nicht nur einfach da sein, sondern etwas bewirken. »Die stärkste Triebfeder des Menschen ist seine Selbstverwirklichung« habe ich mal gelesen. Für sich eine Rolle im Leben definieren und finden, das gibt Halt, Kraft und Bestimmung.

Familie kann Geborgenheit und Sicherheit geben. Dazu muss aber jedes Familienmitglied beitragen. Großeltern, Eltern und die Kinder. Ist das Familiensystem intakt und es wird sich gegenseitig wertgeschätzt, geliebt, unterstützt, gefördert und gesorgt, dann kann ein Auffangen und Unterstützen bei Abstinenz gelingen. Familie kann aber auch Teil des Problems oder ein Problem von mehreren sein, welches Abhängigkeit gefördert hat. Häufig sind menschliche Verletzungen, Neid,

Missgunst, Abwertung und Ablehnung innerhalb der Familie durch die Sucht/das Suchtverhalten, entstanden und es muss ein Neuanfang versucht werden. Wenn denn alle Beteiligten dazu bereit sind. Manchmal ist es möglich, das Gewesene aufzuarbeiten und Vergangenheit werden zu lassen. Doch das ist nicht immer so. Zu viele Vertrauensbrüche hat es gegeben und Beziehungen scheitern. Wendet sich die Familie, oder ein Teil davon, ab, dann gilt es sich ein neues soziales Netzwerk zu schaffen. Eine Selbsthilfegruppe kann eine Familie nicht ersetzen, doch sie kann dabei unterstützen sich ein zufriedenes Leben aufzubauen.

Ich habe hier nur einige mögliche Kraftquellen aufgeschrieben. Meditation, Yoga, Pilates, Atemübungen, Malen, Bewegung in der Natur, Gartenarbeit, alles ist möglich. Wichtig ist, für sich selbst herauszufinden, worin man Entspannung, Erfüllung, Ruhe erfahren und Energie tanken kann. Unsere Tages- und Lebensenergie ist begrenzt und wir können darauf achten, dass der Akku nie ganz leer wird, damit wir denk- und handlungsfähig bleiben. Wir sollten es uns wert sein.

Und welche sind deine Kraftquellen?

Kognitive Fähigkeiten

Wir Menschen, zumindest die meisten, haben in unserer Grundausstattung die so genannten kognitiven Fähigkeiten mitbekommen. Eine Fähigkeit ist die **Wahrnehmung.** Wir nehmen zum Beispiel Gerüche oder Geschmäcker wahr und wir sehen, hören und fühlen. Im Rausch sind diese Fähigkeiten eingeschränkt und je häufiger wir benebelt sind, desto weniger nehmen wir um uns herum wahr. In manchen Fällen berauschen wir uns auch, um die Wahrnehmung zu verringern und nichts zu spüren.

Langjähriger Missbrauch von Alkohol führt häufig dazu, dass die Eigenwahrnehmung eingeschränkt, bzw. gestört ist. Wir bekommen zwar mit, was um mich herum geschieht, doch diese Wahrnehmung ist eingeschränkt, gedämpft, vermindert. Dadurch ordnen wir Situationen und Erlebnisse, Gefühle und Begegnungen nicht korrekt, sondern verfälscht ein. Somit entstehen befremdliche Handlungen und Äußerungen gegenüber den Mitmenschen. Es entstehen Missverständnisse und daraus unangemessene Reaktionen und Handlungen. In meiner eigenen Geschichte habe ich viele Situationen und Erlebnisse, die ich dramatischer eingeordnet/bewertet habe, als es nötig gewesen wäre. Vielleicht auch aus einer Unsicherheit heraus. Suchtkranke Menschen neigen zur Dramatik. In den letzten Tagen ist mir bei meiner Arbeit eine Klientin begegnet, die wütend und hilflos war, weil sie 10 Euro verloren hatte. Ihr Wochenbudget ist knapp bemessen und deshalb ist dieser Verlust nicht so leicht zu verkraften. Nun könnte ein Außenstehender meinen: »Dann soll sie halt 2 Pakete Tabak weniger kaufen«. Bei der Klientin spielen aber mehrere Faktoren eine Rolle. Einmal die eigene »Schusseligkeit«, wie sie es nannte. Dann auch der Gedanke an noch mehr Einschränkung an finanzieller Möglichkeit. Dazu kommt dann noch das verstärkte Gefühl der Benachteiligung innerhalb der Gesellschaft und die Unfähigkeit diesen Umstand angemessen zu bewerten. Die Klientin hat aus diesem Geldverlust gleich einen kleinen Weltuntergang gemacht. Anstatt den Verlust des Geldscheines als Hinweis zu sehen beim nächsten Geldabholen besser aufzupassen, hat sie erst mal einen Tag damit verbracht, sich über sich selbst zu ärgern und ihre Lebenslage zu dramatisieren. Erst als ich ihr ein alternatives Denkmodell angeboten habe, konnte sie die Situation für sich erträglicher annehmen.

Ich erlebe auch Menschen bei meiner Arbeit, die sich selbst nicht mehr spüren und die Eigenwahrnehmung ist dermaßen eingeschränkt, dass die Verbindung zum Ich phasenweise unterbrochen ist. Sie verleugnen Gefühle, Vergangenheit und manchmal sich selbst, um sich vor Schmerz und Wahrheit zu schützen. Manchmal ist Suchtmittelkonsum auch Schutz vor der Realität. Wenn Realität zu brutal und schmerzhaft ist (zum Beispiel bei Missbrauch), dient die Droge als Überlebensmittel.

Wenn über Jahre oder Jahrzehnte Suchtmittel konsumiert werden, dann leidet nicht nur die Eigenwahrnehmung, sondern auch die Wahrnehmung von Einflüssen aus der Umwelt. Eine gesunde Wahrnehmung wieder zu erlangen und Geschehnisse so einzuordnen, dass ich damit leben kann, das ist auch ein Lernprozess bei einer zufriedenen Abstinenz. Ich muss wieder lernen, Umstände positiver zu betrachten als noch zu meiner Konsumzeit. Bei mir spielten Emotionen eine große Rolle bei meinen Rückfällen. Als ich diese Erkenntnis einmal in die Selbsthilfegruppe einbrachte, meinte ein Teilnehmer nur:« Wenn ich beginne mich aufzuregen, dann frag ich mich vorher, ob sich das lohnt«. Diese einfache Herangehensweise an emotionale Situation hat mein

Nervenkostüm schon öfter geschont. Ein einfacher Hinweis. Mir sind im Laufe der Jahre viele solcher einfachen Hinweise gegeben worden und ich habe diese aufgenommen in mein Repertoire an Denkmöglichkeiten.

Eigenwahrnehmung und Fremdwahrnehmung gehören heute wie selbstverständlich zu meinem Lebensalltag. Auch ein Hinterfragen meiner Wahrnehmung findet statt. Ich hole mir dann Meinungen meiner Kollegen oder Freunde ein, falls ich mir nicht ganz sicher bin in meiner Einschätzung zu mir selbst oder in der Einschätzung über Menschen und Situationen in meinem Umfeld. Ich mache das nicht mehr mit mir allein aus, sondern habe keine Scheu mehr, meine Mitmenschen an meinen Gedanken und Gefühlen teilhaben zu lassen. Denn ich fühle mich stark und sicher genug, mit Kritik oder anderen Meinungen umzugehen.

Lernen, nicht nur in der Schule, sondern Leben lernen sehe ich als Hauptaufgabe bei meinem Werdegang an. Lernen aus den Lehren der Vergangenheit. Heute und Jetzt habe ich die Möglichkeit erkannte Fehler der Vergangenheit, nicht zu wiederholen. Meine Vergangenheit habe ich wiederholt beleuchtet und neu bewertet. Heute sehe ich meine persönliche Vergangenheit nicht mehr als Ballast, den ich mit durch mein Leben trage, sondern eher als Erfahrungsschatz, den ich nutzen kann um heute und in Zukunft mein Leben zufriedener zu gestalten. Es gibt viele Lebensgeschichten von Menschen, die in einer Phase ihres Lebens ihre Persönlichkeit verändert haben. Manchmal gehen Schicksalsschläge voraus oder es besteht einfach die Notwendigkeit sich als Mensch und Person neu zu positionieren. Neue Fähigkeiten und Talente bei sich zu entdecken und diese zu fördern, sehe ich als persönliches Abenteuer an. Bei vielen alkoholkranken Menschen ist es irgendwann unumgänglich die Not zu wenden, sonst gibt es kein Überleben. Ohne diese gefühlte und wahrgenommene Not, wären sie oft nicht bereit etwas zu verändern. Ist aber erst mal die Akzeptanz der Realität vorhanden, dann beginnt ein Weg der Entdeckungen. Und zwar Entdeckungen von persönlichen Fähigkeiten, die jahrelang verschüttet oder verkümmert waren. Oder die einfach nie notwendig waren. Wenn dann aber eine Neubewertung der eigenen Person und der Lebensumstände vorgenommen wurde, dann gilt es mutig zu sein und Neues zu wagen. Am Besten in Begleitung und mit Unterstützung von Gleichgesinnten oder von Fachleuten (Therapeuten, Sozialarbeitern, Psychologen).

Für das Erlernen neuer Fähigkeiten sind die vorhandenen Ressourcen wichtig. Diese müssen aber erst mal erkannt werden. Was sind meine Ressourcen? Erst mal ich selbst. Meine Person, mit all meinen Erlebnissen und mit erlernten Fähigkeiten. Familie kann eine weitere Grundlage für ein zukünftig gutes Leben sein. Gesundheit sehe ich ebenfalls als Möglichkeit der Weiterentwicklung an. Freundeskreis, Arbeitskollegen, Glaubensgemeinschaft. Andere Menschen können meine Steigbügelhalter sein, um in ein verbessertes Leben zu starten. Ich muss es nur zulassen und vertrauen. Durch ein Zugehen auf andere Menschen verändert sich etwas. Diese Menschen nehmen einen dann anders wahr und lassen dann auch Nähe zu. Man wird sich vertrauter und Beziehungen zu den Mitmenschen entstehen.

Erinnern an einschneidende Erlebnisse und das Wachhalten dieser prägenden Ereignisse, ist wichtig für viele Menschen. Dadurch kann gut ein Vergleich zur heutigen Lebenssituation hergestellt werden. Haben wir in der Vergangenheit negative Lebensphasen durchschritten und schauen aus heutiger Sicht zurück, dann kommt uns unser heutiger Lebensalltag weniger belastend vor. Eine Erinnerungskultur pflegen muss nicht nur politisch stattfinden, sondern ist auch hilfreich im persönlichen Bereich. Wenn ich zurückdenke an meine letzten 2 Jahre der Trinkzeit, dann schüttelt es mich noch heute. Wie hilflos, wehrlos und unbeholfen fühlte ich mich damals. Den Absprung vom Alkohol häufig versucht, in dem vollen Bewusstsein, dass das die einzige Möglichkeit war, um ein halbwegs lebenswertes Leben zu führen. Wiederholt bin ich daran gescheitert und schob die Schuld dafür auf andere Menschen oder Umstände. Meine Erinnerung an diese schlechte Zeit möchte ich wachhalten, um eine Wiederholung zu vermeiden. Wir Menschen sollen ja großartig darin sein, uns die Vergangenheit schön zu reden oder schön zu denken (Früher war alles besser). In der Erinnerung verblasst so Manches und verdrängen können wir auch gut. Um eine Abstinenz zu erhalten, ist für mich wichtig das Vergangene nicht zu beschönigen und schon gar nicht zu verdrängen. Halte ich die Zeit des Leidens und des »dahin Siechens« für mich präsent und abrufbar, kann mich dieses Erinnern im richtigen Moment vor einem Rückfall schützen. Ich muss nicht permanent daran denken (da hätte ich ja keinen Raum mehr für Heute), aber indem ich mir meiner Vergangenheit bewusst bleibe, stärke ich meine Achtsamkeit gegenüber dem Alkohol.

Aufmerksamkeit mir selbst gegenüber sehe ich als weitere Fähigkeit, aber auch als Notwendigkeit an. Mich selbst wahrnehmen und meine Bedürfnisse erkennen durfte ich erst wieder lernen. Als Kind habe ich mich noch selbst wahrgenommen und meine Bedürfnisse ausgelebt oder mitgeteilt (Ich habe Hunger, ich habe Durst, mich friert, ich habe Angst). Als Pubertierender begann ich Bedürfnisse und Wahrnehmungen zu verdrängen oder mit Alkohol zu betäuben. Meine Sichtweise war ja: »Was wird von mir erwartet? Wie habe ich zu sein? Kann ich meine Frau glücklich machen? Meine Aufmerksamkeit war nach außen gerichtet, auf das, was andere erwarten oder möchten. Indem ich diese Wünsche versuchte zu erfüllen, meinte ich dann auch gemocht oder geliebt zu werden. Zum »Erfüllungsgehilfen« habe ich mich selbst gemacht, weil ich mir selbst nicht diese Aufmerksamkeit zukommen ließ, die nötig gewesen wäre, um Leben zu lernen und, um mit mir zufrieden zu sein. Aufmerksamkeit im Straßenverkehr, bei einem Gespräch, bei einer Dienstbesprechung, beim Sport, in der Familie. In jedem Lebensbereich wird Aufmerksamkeit gewünscht oder gefordert. Das ist aber die bewusste Wahrnehmung meiner Umwelt. Ich beobachte was um mich herum geschieht und bewerte es, ordne es für mich ein. Die Aufmerksamkeit mir gegenüber hat mich niemand gelehrt. Die Eigenwahrnehmung ist bei den meisten Menschen wohl vorhanden, manchmal jedoch verkümmert, weil zu wenig Aufmerksamkeit auf sich selbst gelenkt wird. Die nach innen gerichtete Aufmerksamkeit lässt mich mir vertrauter sein und gibt mir auch das Gefühl, dass ich für mich als Mensch sorge. Dieses »bei mir sein« lässt sich schulen und erhalten. Zu Beginn der Gruppenabende ist meist ein so genanntes »Blitzlicht« oder eine »Befindlichkeitsrunde«. Spätestens am Gruppenabend komme ich dahin, dass ich mich frage »Wie geht es mir aktuell«? Bin ich zufrieden mit der vergangenen Woche? Sind noch Dinge zu erledigen, die mir auf der Seele liegen? Wie fühle ich mich körperlich und psychisch? Schleppe ich Ärger mit mir herum? Dieser Blick auf mich und in mich, gehört seit Jahren wie selbstverständlich zu meinem Leben. Das erhöht meine Lebensqualität und lässt mich mein Leben klarer sehen.

Mein **Urteilsvermögen** hat in meiner nassen Zeit ordentlich gelitten und ich habe Situationen oder Sachverhalte nicht korrekt eingeordnet und somit auch verfälscht bewertet. Dadurch haben sich persönliche und auch gesellschaftliche oder finanzielle Probleme ergeben. Selbstzweifel waren die Folge. Schließlich hatte ich nach bestem (vorhandenem) Wissen und Gewissen Entscheidungen getroffen. Diese stellten sich hinterher manchmal als nicht gut heraus. Ob das nun aus fehlender Lebenserfahrung oder durch den Einfluss durch Alkohol war, ist heute nicht mehr so wichtig. Für mich ist heute klar, dass ich damals auf bestimmte Situationen immer wieder gleich reagiert habe und folglich das gleiche Ergebnis dabei herauskam. Ein alternatives Lösungsmodel stand mir nicht zur Verfügung. Es gab nur meine Sicht und diese veränderte sich nicht, weil ich mich nicht veränderte. Ich bin Veränderungen aus dem Weg gegangen. Das waren für mich Wagnisse vor denen ich Angst hatte. Wusste ich doch nicht, was am Ende dabei herauskam. Deshalb versuchte ich mein Leben in möglichst kleinem Radius überschaubar zu halten. Was mir vertraut war, schien gut und berechenbar. Veränderungen hätten ja die Verschlechterung meiner Lebenssituation mit sich bringen können. Chancen auf Verbesserung sah ich häufig nicht. Mittlerweile habe ich wieder Vertrauen in mein Urteilsvermögen. Bin ich mir mal nicht sicher, ziehe ich einen Menschen meines Vertrauens hinzu und hole mir Rat oder Bestätigung.

Resonanz

Bekanntlich sind wir Menschen als Person nicht allein auf der Welt und folglich versuchen wir als soziale Wesen ein möglichst harmonisches menschliches Miteinander anzustreben und zu erhalten. Uns sollte bewusst sein, dass unser Denken und Handeln Auswirkungen auf andere Menschen hat. Ebenso verhält es sich im Arbeitsalltag mit Produktionsabläufen. Unsere Entscheidungen haben Auswirkungen und Konsequenzen auf Stückzahlen und Qualität von Produkten. Unser Tun beeinflusst unsere Lebens-Umwelt. Genauso hat ein Unterlassen in bestimmten Situationen Konsequenzen. Zum Beispiel bei einem Unfall die unterlassene Hilfeleistung. Das hat Konsequenzen für mich und das Unfallopfer. Oder bei der Produktion von Massengütern. Stelle ich zu Beginn des Produktionsablaufes die Maschine nicht korrekt ein, werden Mängel schon am Beginn der Fertigungskette das Endprodukt zum Ausschuss werden lassen.

Unterlasse ich es, mein Umfeld davon in Kenntnis zu setzen, dass ich keinen Alkohol trinke, wird mir wiederholt Alkohol angeboten. Woher sollen die Bekannten denn sonst wissen, dass ich mich für ein Leben ohne Alkohol entschieden habe? Unterlasse ich es, meine Wohnung oder mein Haus zu einer alkoholfreien Zone zu machen, bleiben alkoholische Getränke präsent in meinem Alltag und ich mache es mir unnötig schwer alkoholfrei zu leben. Unterlasse ich es zu den möglichen Vorsorgeuntersuchungen bei den Ärzten zu gehen, erhöhe ich die Wahrscheinlichkeit, dass bestimmte Erkrankungen nicht frühzeitig erkannt werden. Unterlasse ich es, frühzeitig für den örtlichen Stadtlauf zu trainieren, brauche ich mich nicht wundern, dass dabei kein gutes Ergebnis herauskommt und/oder ich hinterher Muskelkater habe. Mein Körper ist nicht auf diese Belastung vorbereitet.

Unser Tun und unser Unterlassen haben also Auswirkungen auf uns selbst und unsere Mitmenschen. Hatte ich in jungen Jahren die Haltung, dass ich nicht groß etwas bewirke und besser einfach nur zu funktionieren habe, so habe ich seit meinem 32. Lebensjahr die Überzeugung, dass ich sehr wohl etwas bewirken kann und Einfluss nehmen auf mein Wohlbefinden. Zusätzlich kann ich mich ehrenamtlich engagieren, um für die Gesellschaft etwas Sinnvolles zu leisten. Somit habe ich das Gefühl und das Verständnis, dass ich zum Gelingen einer funktionierenden Gemeinschaft beitrage. Ich gebe dem Leben, meinem Dasein, einen Sinn. War es zu Beginn meiner Abstinenz die Rolle des alleinerziehenden Vaters, die mich erfüllt hat, kamen später noch andere Bereiche hinzu, in denen ich mich einbringen konnte. Sei es mein Beitrag zum Gelingen eines Gruppenabends bei der Selbsthilfegruppe, oder das Leiten der Motivationsgruppe bei der Suchtberatung. Vielleicht ist das Schreiben und Veröffentlichen von Taschenbüchern ein zusätzlicher Sinn für mich (Wer schreibt, der bleibt). Nein, nicht vielleicht. Bestimmt ist dieses Schreiben eine sinnhafte Tätigkeit, welche mir hilft mich immer wieder zu reflektieren und dem Leser hoffentlich Hinweise gibt auf mögliche Denkmuster.

Beziehungen verändern sich, wenn ein Teil dieser Beziehung sich verändert. Häufig lese ich von Beziehungskrisen, wenn ein Partner in die Midlifekrise kommt. Es wird sich die Lebens- Sinnfrage gestellt, vieles wird versucht nachzuholen oder es wird Neues erprobt. Sind beide Partner dazu bereit, kann das etwas Bereicherndes sein. Entsteht dadurch aber ein Ungleichgewicht innerhalb der Beziehung, dann kann es belastend werden. Ein Partner verändert sich und der andere Partner, oder Partnerin, ist fast gezwungen sich neu darauf einzustellen. Der Gegenüber verändert seine Persönlichkeit, hat neue Interessen, sucht neue Herausforderungen. Selbst hat man sich in diesem Beziehungssystem eingerichtet und meint ganz gut damit zu leben. Eine Seite möchte Veränderung, die andere Seite nicht. Vorbei ist es mit der vermeintlichen Harmonie. Dann gilt es Beziehung, Interessen und Bedürfnisse mit dem Partner neu auszuhandeln. Sofern dieser bereit dazu ist. Ich habe schon mehrmals erlebt, dass ein Alkoholiker von der stationären Therapie verändert zurückkam und mit Begeisterung und Elan das Eheleben nach seinen Vorstellungen verändern wollte, die Partnerin aber nicht bereit, oder nicht in der Lage war, diesen Weg mitzugehen. Hatte vor der Therapie die Beziehung noch einigermaßen funktioniert, kamen hinterher immer mehr unterschiedliche Sichtweisen zu Tage. Deshalb wird von Seiten des Hilfesystems, den Suchtberatungen, den Therapieeinrichtungen, versucht, den oder die Partnerin mitzunehmen auf den Weg, damit möglichst kein Ungleichgewicht entsteht und Therapie für Beide ein Gewinn sein kann.

Unsere heutige Persönlichkeit ist das Produkt unserer Gedanken und Gefühle, der Erfahrungen und Erlebnisse, unserer Kindheit und unserer Gene. Alles zusammen ergibt Uns. Welche Anteile besonders bemerkbar und sichtbar sind, können wir mitbestimmen. Wir müssen nicht ewig Kind sein und unser Leben aus der Sicht eines Kindes bewerten. Zum Glück sind wir in der Lage, unsere Vergangenheit im Laufe unseres Lebens auch unterschiedlich und neu zu bewerten. War für mich die Schule mit guten und schlechten Erlebnissen gefüllt, wobei die Angst vor Prüfungen und die Angst nicht gut genug zu sein hervorsticht, so habe ich heute doch die Möglichkeit diese Zeit aus der heutigen Sicht des Erwachsenen zu sehen. Diese Angst war ein Teil meiner Kinder- und Jugendzeit. Später auch noch während der Trinkerzeit. Diese

Angst konnte ich abschütteln und in der Vergangenheit belassen. Ich lasse diese Angst mein heutiges Leben nicht mehr bestimmen. Mein Leben soll mit Mut, Zuversicht, Gelassenheit und Zufriedenheit gefüllt sein. Dieses Lebensgefühl strahle ich aus. Meiner Partnerin gegenüber, meinen Kindern und meinen Kollegen gegenüber, in meinen Vorträgen, meinen Begegnungen und Handlungen. Diese Schwingungen werden aufgenommen und wirken. Im Zusammensein mit anderen trockenen Alkoholikern unterstützen und bestärken wir uns auf unserem Weg. Ich bin nicht allein.

Auseinandersetzung mit dem Ernstfall

Als Trainingsweltmeister wurde die Bundeswehr früher belächelt, bevor sie in reale Kampfeinsätze geschickt wurde. »Die Wahrheit liegt auf dem Platz« hat ein bekannter Fußballtrainer mal gesagt. »Vorbereitung ist Alles« habe ich schön häufig gehört. Diese Aussagen bedeuten für mich: »Sei gut vorbereitet, damit Du im Ernstfall angemessen reagieren kannst«. Die ersten Wochen und Monate meiner Trockenheit, habe ich mich darauf fokussiert, meine »To-Do-Liste« abzuarbeiten. Ich habe mich darauf konzentriert mich mit Positivem zu beschäftigen, um mir positive Energie zu erhalten. Das funktionierte sehr gut. Ich blendete Rückfallszenarien weitestgehend aus, auch um keinen Rückfallgedanken zuzulassen. »Rückfall gehört zur Erkrankung«, hatte ich während meiner nassen Zeit jahrelang gehört und vielleicht im Hintergrund diesen Gedanken zugelassen. Seit meinem Absprung gehört »kein Rückfall zu meiner Erkrankung«. Er gehörte solange zu mir, solange ich nicht hundertprozentige Verantwortung für mein Denken und Handeln übernommen habe. Inzwischen habe ich den nötigen Abstand und kann sachlicher mit möglichen Rückfallszenarien umgehen. Für mich wäre ein Rückfall das Ergebnis von ungesundem Denken, Fühlen und Handeln im Vorfeld. Es wäre auch Nachlässigkeit mit mir und meiner Lebenssituation. Außerdem: Verleugnung von Realität. Meine Lebensrealität ist: »Ich bin Alkoholiker und kann mit Alkohol nicht vernünftig umgehen« Punkt. Ich wüsste was zu tun wäre, wenn sich ein Suchtgedanke einschleicht. Doch ob ich das in dieser Situation dann auch wirklich tun würde, oder ob das Suchtgedächtnis und alte Muster stärker wären, das weiß ich heute nicht zu sagen. Doch es gibt mir Sicherheit zu wissen, dass ich mich an die Suchtberatung, Gruppenfreunde,

Personen meines Vertrauens oder die Telefonseelsorge wenden könnte. Ich weiß, dass dieses Suchtverlangen häufig nur Momente oder wenige Minuten anhält und ich nichts Spontanes tun möchte. Mir ist bewusst, dass diese Signale aus dem Suchtgedächtnis mir nur Halbwahrheiten senden und nur die positive Seite schmackhaft machen möchte, mir aber die negativen Aspekte verschweigt. Ich weiß, dass bestimmte Prozesse auch unbewusst oder vorbewusst ablaufen. Ich weiß, dass bestimmte Geräusche/Musik, Geschmäcker oder Bilder einen Prozess anschieben und befördern können. Ich weiß, ich kann diesem Unbewussten etwas Bewusstes entgegensetzen. Nämlich: Achtsamkeit, Wahrnehmung, Akzeptanz. Somit bin ich nicht schutzlos oder wehrlos. Im Gegenteil, ich brauche mich nicht mehr wehren, sondern ich bestimme! Die Veränderung meiner Persönlichkeit besteht somit darin, dass ich mich mit Unannehmlichkeiten, Katastrophen und Krankheit auseinandersetze und nicht mehr alles Negative verdränge. Auch schwierige Zeiten, Krankheit und Tod gehören zum Leben dazu.

Wissen allein schützt nicht vor einem Rückfall. Mir ist bewusst, dass ich Bücher über Hintergründe einer Suchterkrankung lesen kann, dass ich mir Erfahrungsberichte durchschaue, dass ich Fortbildungen besuchen kann und es dennoch keine Sicherheit gegen einen Rückfall gibt. Aber ich fühle mich dadurch sicherer, dass ich mir Wissen zu meiner Erkrankung aneigne, um breiter aufgestellt zu sein. Die Auseinandersetzung mit meiner Erkrankung und somit auch meiner Person, sehe ich als Lebensaufgabe an. Mein Eigenanteil am Gelingen einer zufriedenen Abstinenz ist mir enorm wichtig. Dadurch habe ich Einfluss und ich bestimme wie schwer oder wie leicht mein Leben ohne Alkohol sein wird. Auch das Erlernen von »Notfallstrategien« im Zusammenhang mit Rückfällen, gehört für mich zur Sicherung dazu. Schließlich möchte ich mir meine Abstinenz erhalten. »In guten Zeiten für schlechte Zeiten vorbereiten« sage ich zu meinen Klienten immer wieder. Dabei hilft unter anderem die so genannte »Abstinenzkarte«. Darin trage ich die 3 wichtigsten Gründe ein, um abstinent zu bleiben. Dann die 3 persönlichen »kritischen Situationen«. Und dann noch: »Was kann ich tun, um mich abzulenken?« Zum Beispiel in 7er Schritten von Hundert rückwärts zählen……. Ich kenne meine persönlichen Risikosituationen und versuche diese im Vorfeld erst gar nicht entstehen zu lassen. Darauf habe ich nicht immer Einfluss, doch ich habe darauf Einfluss wie ich reagiere, wenn eine solche Risikosituation entstanden ist. »Wenn Du den Umstand nicht ändern kannst, dann kannst Du aber deine Haltung dazu verändern« sagte mal eine Therapeutin.

Die Überschaubarkeit meiner Lebenssituation gibt mir ebenfalls Sicherheit. Ich versuche meine unterschiedlichen Lebensbereiche (Arbeit, Familie, Beziehung, Hobby und Freizeit, Freunde, Spiritualität und Gesundheit) untereinander kompatibel zu halten, sodass ein ausgewogenes Leben möglich ist. Natürlich gibt es Phasen, wo die Arbeit mehr Einsatz fordert und zu viel Zeit und Energie wegfrisst. Das lässt sich nicht immer vermeiden. Solange dies aber in einem überschaubaren Zeitrahmen geschieht, kann ich damit umgehen. Wichtig für mich ist, dass ich ein Ungleichgewicht zwischen den Lebensbereichen nicht zum Dauerzustand werden lasse.

Ich habe über mich gelernt, dass ich nicht nur gesunde Nahrungsmittel, sondern auch gesunde Gedanken für mich benötige. Um mich gesund und wohl zu fühlen, kann ich mir eine ausgewogene Ernährung angewöhnen. Die körperliche Gesundheit hat auch einen Einfluss auf meine Psyche. Fühle ich mich fit und leistungsstark, sehe ich neue Herausforderungen gelassener, schließlich bin ich körperlich in der Lage diese zu meistern. Das lässt mich positiver denken und neue Aufgaben leichter annehmen.

Macht und Machtlosigkeit

Das Leben im Griff haben, im Idealfall mit Leichtigkeit dem Leben seinen Stempel aufdrücken. Viele Menschen wünschen sich das, doch nur ein Teil der Menschheit ist in der Lage ein Leben ohne Not zu führen. In den reichen Ländern haben sich die Bürger an einen bestimmten Lebensstandard gewöhnt und schauen gerne zu Denen auf, die noch mehr an Geld und materiellen Gütern haben. Dabei verlieren sie aus den Augen, dass ihre Grundbedürfnisse gedeckt sind und darüber hinaus noch Möglichkeiten vorhanden sind, sich zu entwickeln. In unseren Breitengraden brauchen wir nicht jammern. Wir wachsen in einem Wertesystem auf, das es uns ermöglicht gut zu leben. Dennoch fühlen sich etliche Menschen in unserer Gesellschaft unzufrieden und unglücklich. Warum?

Es gab schon schlechtere Zeiten in der Menschheitsgeschichte und Menschen waren mit weniger zufrieden. Natürlich streben wir Menschen nach Fortschritt und Entwicklung, doch das bezieht sich überwiegend auf Äußerlichkeiten und materielle Dinge.

Ich habe von einer ehemaligen Teilnehmerin der Motivationsgruppe und jetzigen Teilnehmerin der Nachsorgegruppe 2 Blätter geschenkt bekommen. Sie hat sich alles aufbewahrt, was sie in den letzten 2 Jahren an Informationen gesammelt und notiert hat. Darunter auch Gruppenanschauungen zum Thema Abstinenz. Wir hatten damals am Flipchart die Frage gestellt: »Was erwarte ich mir von Abstinenz?« Die Gruppenteilnehmer brachten ihre damalige Sicht ein und wir notierten Stichpunkte: Veränderung. Sich selbst ernstnehmen. Potenziale entfalten. Verantwortung übernehmen. Selbstbewusster werden. Zufriedenheit. Den Führerschein wiederbekommen. Körperliche Gesundheit.

Nun, 2 Jahre später stellte ich die gleiche Frage und wir notierten: Für eine zufriedene Abstinenz ist wichtig. Selbstakzeptanz. Sich über Kleinigkeiten freuen. Loslassen. Nicht mehr kämpfen müssen. Mut haben wieder aufzustehen. Eine positive Grundhaltung zum Leben. Zufriedene Lebensführung.

Dieses Vorher-Nachher Denken finde ich spannend, weil Veränderung in der Haltung innerhalb dieser 2 Jahre stattgefunden hat. Schaue ich auf die aktuellen Wichtigkeiten, sehe ich, dass das alles Dinge sind, die mit dem Menschen, der Person selbst zu tun haben. Darauf hat jeder selbst Einfluss und die Macht, darauf hinzuwirken. Weitestgehend unabhängig von äußeren Einflüssen. Es geht um einen selbst. Seine oder Ihre Sichtweise, ihre Haltung zu sich selbst. Das Akzeptieren, dass durch den Suchtmittelkonsum eine unbefriedigende Lebenssituation entstanden ist, hat stattgefunden. Dass der Eigenanteil an der entstandenen Situation groß ist, wurde auch erkannt. Es wurde analysiert, wie viel Einfluss und Macht der Einzelne darauf hat, die Lebenssituation wieder zu verbessern und was dazu nötig wäre. Persönliches Unvermögen im Umgang mit bestimmten Situationen wurde erkannt und persönliche Defizite konnten minimiert oder beseitigt werden. Fühlten sich die Teilnehmer am Anfang ihres Weges noch machtlos und unfähig ihr Leben in eine gewünschte Richtung zu lenken, so wandelte sich diese Sichtweise in Zuversicht und Selbsterkenntnis. Sie haben sich die Macht über sich selbst zurückgeholt. Die Macht über ihr Denken und Handeln. Sie haben sich ihr Leben zurückgeholt. Weil sie begannen an sich selbst zu glauben und an ihrer Persönlichkeit arbeiteten. Sie haben sich Unterstützer gesucht oder durch die eigene Weiterentwicklung der persönlichen Fähigkeiten sich in die Lage versetzt, positive Veränderungen herbeizuführen.

Ein Schlüssel zum Erlangen der Macht ist, seine Ängste zu erkennen und sich ihnen zu stellen. Die Angst vor körperlichen Schmerzen (die heiße Herdplatte zum Beispiel) schützt uns und wir vermeiden, aufgrund dieser Kindheitserfahrung, die gleiche Erfahrung zu wiederholen. Sind wir in jungen Jahren mit dem Moped oder dem Roller gestürzt, weil mit überhöhter Geschwindigkeit in eine Kurve gefahren, dann werden wir danach vorsichtiger gefahren sein. Zumindest für eine Weile. Denn diese Schmerzen, dieses schmerzhafte Erlebnis wollten wir nicht mehr. Wir haben daraus gelernt und sind in die Vermeidung gegangen.

Wie ist es aber nun mit der Angst vor emotionaler Verletzung? Bei dieser Art von Angst haben wir nur teilweise Einfluss darauf. Sind wir in einer Beziehung und beide kennen sich wirklich gut, dann kann es in bestimmten Situationen oder Momenten zu menschlichen Verletzungen und Enttäuschungen kommen, die andere und länger andauernde Schmerzen verursachen. Davor können wir uns nur bedingt schützen und im Laufe des Lebens werden wir öfter solche Gefühlsverletzungen erleben. Natürlich können wir uns nach einer gescheiterten Beziehung zurückziehen und keine menschliche Nähe mehr zulassen, doch wollen wir das wirklich? Das würde nur bedeuten, dass diese Angst vor Verletzung unser Leben sehr stark beeinflusst und zumindest über diesen Lebensbereich die Macht hat. Beruflich versuchen wir uns selbstständig zu machen und bringen Geld, Energie und Leidenschaft in dieses Projekt ein, doch so sehr wir uns bemühen, ist uns der Erfolg nicht vergönnt. Idealerweise möchten wir am liebsten über den Dingen stehen und souverän mit solchen Enttäuschungen umgehen.

Doch die Gefühle fragen nicht danach, wie sie sein sollen. Sie kommen und gehen. Unterschiedlich intensiv und unterschiedlich lang.

Bei der Abstinenz sehe ich das so: Je mehr wir uns auf mögliche Rückfälle konzentrieren, je mehr wir versuchen uns dagegen zu wehren, umso mehr Raum nimmt der Alkohol und der mögliche Rückfall ein. Diese Angst vor einem möglichen Rückfall frisst dann aber so viel Zeit, Raum und Energie, dass sie uns am wirklichen Leben hindert. Wir wären gefangen in dieser Angst und sie würde unser tägliches Denken, Handeln und Fühlen beeinflussen, wenn nicht sogar bestimmen. Wollen wir das? Ist es nicht wesentlich gewinnbringender, wenn wir uns den schönen Dingen des Lebens zuwenden und der Zuversicht, dem Optimismus und einer Gemeinschaft mehr Aufmerksamkeit schenken?

Was nicht verstanden wird, erzeugt Angst!
Aus meiner Schulzeit weiß ich noch, dass ich manches nicht unbedingt verstehen musste, sondern einfach auswendig lernen. Zum Beispiel bei meinen Referaten oder bei den Gedichten. Ich habe solange geübt, bis ich den Zauberlehrling von Goethe auswendig konnte. Das genügte. Verstanden habe ich die Botschaft dieser Zeilen erst, als sich der Lehrer die Mühe machte, es für uns verständlich aufzubereiten. Dadurch wurde mir der Text auch vertrauter und ich kann heute noch zumindest die ersten Verse.

Ich hatte ja schon erwähnt, dass Wissen alleine nicht genügt, um eine zufriedene Abstinenz zu leben. Haben wir aber verstanden, wie Sucht funktioniert und uns manipuliert, uns am Leben hindert, dann schwindet ein wenig die Angst, denn wir können uns unser Handeln in der Vergangenheit verständlicher machen. Wir können uns Antworten geben auf Fragen, die wir uns wiederholt gestellt haben. Haben wir auch verstanden, dass unsere Sucht aus uns heraus entstanden ist und, dass wir häufig unseren Ängsten und Gefühlen gegenüber machtlos waren, dann können wir uns vielleicht auch ein Stück verzeihen und zu Frieden und Einverständnis mit unserer Persönlichkeit kommen. Unser Potenzial an Möglichkeiten den Herausforderungen des Lebens in angemessener Weise zu begegnen, war zu begrenzt. Unser Umgang mit uns selbst war bisher zu oberflächlich, um hinter den Vorhang der wirklichen eigenen Identität zu schauen. Ich erlebe immer wieder suchtkranke Menschen, die ihren Frieden durch Bewusstheit finden. Sie beharren nicht mehr stur auf ihrer Meinung und ihrem Standpunkt, sondern gehen elastischer und geschmeidiger damit um. Sie lassen mehrere Sichtweisen zu einem Thema zu und sind aufgeschlossener etwas Neuem gegenüber.

»Man kann den Menschen nichts beibringen. Man kann ihnen nur helfen, es in sich zu entdecken« soll Galileo Galilei gesagt haben.

Diese suchtkranken Menschen, die zu sich gefunden haben und nun gesünder mit sich umgehen, sie haben etwas in sich entdeckt, welches sie befähigt ein zufriedeneres Leben zu führen. Sie haben zum Beispiel ihre Grenzen der Macht entdeckt und gelernt damit zu leben. Sie wissen nun klarer zu sehen welche Dinge sie verändern können und mit welchen Grenzen sie leben müssen. Sie haben aber auch Fähigkeiten in sich entdeckt, um dem Leben eine neue Richtung zu geben. Sie haben Bedürfnisse in sich entdeckt, die sie nun auch befriedigen. Sie haben Alternativen zum bisherigen Dasein gefunden. Entweder aus sich selbst heraus, oder durch Unterstützung. Sie haben Zufriedenheit gefunden, indem sie Ängste überwunden haben. Sie haben entdeckt, dass sie mehr sind als nur »Rollen«, die zu spielen sind. Zum Beispiel die Rolle des Vaters, die Rolle der Mutter, die Rolle des Kindes, die Rolle des Angestellten, die Rolle des Freundes oder Ehepartners. Sie haben für sich entdeckt, dass diese Rollen nicht sie sind, sondern dass diese Rollen oder Tätigkeiten nur Ausübungen von Fähigkeiten sind, die in ihnen angelegt oder erlernt sind. Aber sie sind nicht der Büroangestellte oder der Arbeiter am Fließband. Das ist eine Funktion, die sie ausüben. Doch der wirkliche Mensch steht über diesen Rollen. Die eigentliche Person ist mehr.

Würden wir uns mit unseren unterschiedlichen Rollen zu sehr identifizieren, würden wir uns schon wieder abhängig machen von der Bewertung Anderer bezüglich unserer Leistung. Wir haben unterschiedliche Rollen innerhalb der Familie und innerhalb der Gesellschaft. Gerne begrenzen wir »den Polizisten« oder den »Computer Nerd« auf bestimmte Eigenschaften und Fähigkeiten, doch sie sind viel mehr. Uns, der Gesellschaft, hilft es erst mal diese Menschen in Kategorien einzuordnen und meistens bleibt es dabei, weil wir gar nicht weiter an der Person interessiert sind, sondern eher an seinen Fähigkeiten. Mir sind im Laufe der letzten 24 Jahre immer wieder Menschen begegnet, die an sich gescheitert sind, weil sie sich zu sehr mit ihrem Job identifiziert haben. Entweder sie sind dann in Rente gegangen und haben keine wirkliche Sinnhaftigkeit im Ruhestand gefunden. Oder durch ihren Suchtmittelkonsum wurden sie unzuverlässiger und ihnen wurden gnädigerweise vom Betriebsleiter nur noch ganz einfache Tätigkeiten zugewiesen, bei denen sie nicht viel Schaden anrichten konnten. Dadurch wurden sie noch unzufriedener, weil nicht mehr gefordert. Arbeitslosigkeit ist manchmal das Ergebnis einer Suchterkrankung und lässt das Suchtverhalten offen zu Tage treten. Die Bedürfnisse nach Wertschätzung, Leistungsfähigkeit, Anerkennung, Sinnhaftigkeit werden nicht mehr befriedigt und bringen Ängste und Hilflosigkeit zum Vorschein.

Der Mensch als Ganzes ist Körper, Geist und Gefühle. Es gilt den ganzen Menschen zu fördern und zu fordern. Durch gesunde Nahrung und Bewegung, Arbeit, Sport, halte ich mein »Werkzeug« beweglich und funktionsfähig. Je mehr und sorgfältiger ich meinen Körper pflege und fordere, umso leistungsfähiger wird und bleibt er. Doch auch hier ist das gesunde Maß gefragt. Auch der Geist benötigt »Nahrung«, neue Herausforderungen, Übungen. Sonst verkümmert er. Gefühle sind ebenso wichtig. Auch sie wollen gelebt sein. Nicht nur die schönen und guten Gefühle, sondern auch Angst und Trauer und Wut haben ihre Berechtigung. Es geht weniger darum, bestimmte Gefühle nicht zu haben, sondern eher darum, wie ich mit ihnen umgehe, welche Botschaft ich dadurch empfange und was ich daraus mache. Habe ich schmerzhafte Gefühle und Situationen durchlebt, weiß ich danach einfache Dinge mehr wertzuschätzen. Das Akzeptieren, dass Leben nicht nur Sonnenschein, sondern auch Regen und Sturm sein darf, ohne, dass wir daran zugrunde gehen, erleichtert uns den Umgang mit negativen Umständen. Eine Suchterkrankung durchlebt zu haben und danach ein abstinentes Leben zu führen, empfinden viele Betroffene als Geschenk, als Befreiung.

Natürlich gibt es die Spezies von Mensch, die am 31.12. sagen: »Ab Morgen keine Zigarette mehr« oder »ab Morgen keinen Alkohol mehr« und die das auch umsetzen und beibehalten. Für sie ist keine Bewusstseinserweiterung nötig. Sie treffen eine Entscheidung und gut. Sie sorgen instinktiv für sich und verabschieden sich von schädlichem Verhalten.

Diese Fähigkeit auf ganz kurzem Entscheidungsweg eine Lebensgewohnheit hinter sich zu lassen, besitzen nicht alle Menschen. Viele Betroffene benötigen den Blick hinter die Kulissen, obwohl sie davon noch nichts wissen. Sie können aber darauf hingewiesen werden und es besteht eine breite Angebotspalette an Therapiemöglichkeiten. Während dieser Therapiezeit, sei es ambulant oder stationär, tagesklinisch oder beim Psychologen, geschieht etwas mit diesen Menschen. Die Haltung zu sich selbst und zum Leben verändert sich. Die Frage: »Wer bin ich? Und was hindert mich daran, ein zufriedenes Leben zu führen«? Was verstehe ich unter zufriedener Lebensführung? Diese Fragen kann sich jeder selbst beantworten. Die einen oberflächlich, die anderen tiefsinniger.

Bewusstheit

Warum sind manche Menschen in der Lage genau zu wissen was sie wollen, wer sie sind und wie sie in ihrem Leben ihre Ziele erreichen? Und Andere sind ständig auf der Suche nach sich selbst, nach neuen Herausforderungen oder vermeiden solche, aus Angst vor persönlichem Scheitern. Warum gibt es in manchen Menschen so viel Klarheit und in anderen so viel Verwirrung und Fragen? Warum durchschreiten die einen Lebenskrisen unbeschadet oder wachsen daran, während andere dabei kräftig durchgeschüttelt werden und an diesen Krisen zerbrechen? Resilienz ist eine Antwort, die ja schon beleuchtet wurde.

Eine weitere Antwort ist für mich »Bewusstheit«. Darunter verstehe ich einen inneren Zustand des Beobachtens, der einher geht mit dem Wissen darüber, was gerade in einem selbst und im Außen geschieht und warum es geschieht. Dieses wissende Beobachten gibt Sicherheit, Klarheit, Kraft und innere Stabilität, auch in schwierigen Zeiten. Sich seiner Situation »bewusst« sein und seiner Fähigkeiten damit umzugehen. So verstehe ich den Begriff »Bewusstheit«.

In uns ist diese Fähigkeit des »Beobachters« vorhanden, doch bei weitem nicht alle wissen von dieser Möglichkeit der »Eigenwahrnehmung«. Im Alltag beobachten wir die Natur, andere Menschen, Tiere, Fernsehen, Internet. Das sind alles Wahrnehmungen der Außenwelt. Wir werden schon als Kinder »eingenordet«, wie wir welche Situation einzuordnen haben. Oder wie wir bestimmte Personengruppen zu bewerten haben. Uns wird also beigebracht welche »Wertung« wir vorzunehmen haben, damit wir der Norm entsprechen und möglichst unbeschadet die Kindheit überstehen. Das Leben ist so, wie wir es vorgelebt bekommen oder wie wir es erlernen. Als Kind hinterfragen wir nicht groß, sondern nehmen das so an. Die Meisten zumindest. Im Jugendalter schlägt das Pendel dann oft in die entgegengesetzte Richtung und es wird vieles in Frage gestellt oder ein eigenes Wertesystem erschaffen. Im Kindesalter oder in der Jugend haben diese Sichtweisen und Haltungen ihre Berechtigung und für viele Menschen ist diese Sicht auf das Leben der Grundstein für das Erwachsenenalter.

Dieses Beobachten betrifft häufig die Außenwelt, das Lebensumfeld und die Gesellschaft an sich. Der Blick nach innen, auf seine eigene Person findet zwar auch statt, war bei mir aber oft durch Selbstzweifel bestimmt. Mir war bewusst, dass ich nicht der bin, der ich gerne wäre. Doch ich meinte, mit diesen Charakter- und Wesenszügen leben zu müssen. Einflussnahme auf mein Wesen, meine Persönlichkeit, schien mir kaum möglich. Zumindest traute ich mir dies nicht zu. Dieser Glaube von Begrenztheit, ließ mir kaum Spielraum für persönliche Entwicklung. Die Auseinandersetzung mit mir selbst fand zwar statt, doch auf recht oberflächlicher Ebene. »Erst seit ich die Grenzen, die man mir setzte, nicht mehr anerkenne, seitdem weiß ich, wie weit ich sein kann«. Diesen Spruch, auf ein DIN A 4 Blatt gedruckt, schenkte mir eine gute Freundin zu Beginn meiner Abstinenz. Diesen und andere Weisheiten hingen jahrelang an der Wand in meiner PC Ecke. Ich habe diesen Spruch für mich umgedeutet: »Erst seit ich die Grenzen, die Ich mir setzte nicht mehr anerkenne.....« Damals habe ich für mich erkannt, dass ich mich in der Vergangenheit selbst unnötig in meiner Entwicklung ausgebremst habe.

Ja. Wer bin ich? Ein Mensch mit Stärken und Schwächen. Ein Mensch mit Gefühlen und Erfahrungen. Ein Mensch mit Fähigkeiten und Begrenztheiten. Ein suchtkranker Mensch, der zwar nicht mehr in der Lage ist, vernünftig mit Alkohol umzugehen. Dafür aber die Fähigkeit besitzt in den unterschiedlichen Lebensbereichen aus eigenem Antrieb positive Veränderungen anzuschieben. Sei es in der Außenwelt: Beziehung, Gesundheit, Arbeit, Freunde. Oder in der Innenwelt durch Klarheit in der Eigenwahrnehmung, durch Austausch dieser Wahrnehmungen mit Anderen, durch die durchlebten Gefühle und Situationen in der Vergangenheit, durch Klarheit der persönlichen Werte und Ziele.

Selbstreflexion bedeutet vereinfacht: Über sich nachdenken. Reflexion grundsätzlich ist das Auseinandersetzen mit sich und der Umwelt. Also. Welches Denken zieht welche Gefühle und Handlungen nach sich. Ähnlich wie die Analysestärke bei Resilienz, sehe ich Reflexion als das Analysieren meines Denkens, Handelns und Fühlens und die Auswirkungen auf die Außenwelt. Zusätzlich beschäftige ich mich mit den Gegenreaktionen anderer Menschen oder der Gesellschaft auf mein Verhalten.

Selbstreflexion sehe ich als Möglichkeit über sich selbst nachzudenken, mit dem Ziel mehr über sich herauszufinden. Sich selbst besser kennenlernen und sich sein Verhalten (Suchtverhalten) in der Vergangenheit besser erklären zu können, um in der Gegenwart bessere Denk- und Handlungsmuster zu entwickeln. Sich selbst neu programmieren wäre überzogen, doch eine Art Umprogrammieren der Festplatte, bzw. des Betriebssystems, kann es schon werden. Wir Menschen sind lernfähig und bleiben es bis in das hohe Alter. Wir eignen uns im Laufe der Jahre Eigenschaften, Fähigkeiten und »Eigenheiten« an. Unter diesen Eigenheiten verstehe ich, dass jeder Mensch seine ganz persönliche Art entwickelt, mit bestimmten Situationen und Gefühlen umzugehen. Wir haben uns dieses Denken, diese Haltung und die Reaktionen angewöhnt. Es ist eine Gewohnheit geworden, ein Muster ist entstanden, wie wir auf unsere Außenwelt reagieren. Ich reagiere wahrscheinlich auf Kritik in einem bestimmten Bereich anders als eine andere Person. Mir wurde von einem Klienten mal gesagt: »Du redest heute wieder so viel. Mir hörst Du aber nicht zu.« Die erste Reaktion von mir war ein schlechtes Gefühl, weil ich ja eigentlich für Ihn da bin und ich ihm weiterhelfen soll. Ich habe mich bei ihm bedankt, dass er mir das so klar gesagt hat, auch wenn er dadurch in mir ein Gefühl angesprochen hat, welches ich nicht mag. Seit diesem Tag nehme ich mich speziell bei ihm zurück und gebe ihm mehr Raum. Ein anderer Betreuer hätte vielleicht anders reagiert und die Beziehung zu diesem Klienten wäre eine andere. Ich hätte früher auf einen solchen Hinweis auch anders reagiert. Wahrscheinlich wäre ich beleidigt gewesen, weil er meine Ausführungen nicht hören wollte. Doch heute bin ich bereiter Kritik anzunehmen und daraus etwas Positives zu machen. Kritik kann mich vorwärtsbringen, kann mich anspornen, kann Energien freisetzen und Veränderungen herbeiführen. Nur, weil jemand mein Verhalten in einer bestimmten Situation kritisiert, heißt das noch lange nicht, dass er mich als Mensch kritisiert. Er kritisiert mein Verhalten. Ich muss mich nicht angegriffen fühlen, wenn mir jemand reflektiert, was er wahrnimmt. Solche Rückmeldungen, die unangemessenes Verhalten aufdecken, gibt es während der Gruppenabende auch gelegentlich. Und genau solche Rückmeldungen bringen einen weiter. Sie zeigen Defizite auf und ermuntern zur Entwicklung um zukünftig besser mit Situationen umgehen zu können. Diese Reflexion der Gruppe hat mir Orientierung in der Anfangszeit gegeben und heute erfahre ich viel Bestätigung oder auch andere Denkmuster. Kritik auszuhalten und anzunehmen ist ein Übungsfeld woran Vereinzelte scheitern.

Selbstreflexion hat ganz stark während meiner Therapiezeit stattgefunden und mich Abstinenz als etwas Schönes und Lohnendes bewerten lassen und nicht mehr als Verlust und Verzicht. Die Auseinandersetzung mit mir und meinem Wesen, war das Zentrale in der Therapie. Ich konnte Eigenschaften in mir entdecken, die vorher brachlagen. Dieses Entdecken von persönlichen Möglichkeiten und Fähigkeiten, war eine ganz spannende Zeit. Ein sich selbst besser kennen lernen ist mit Bewusstheit und Selbstreflexion möglich. Selbstreflexion hat den Vorteil, ich brauche erst mal nur mich zu betrachten. Kein darüber Nachdenken, was mein Denken und Tun für Auswirkungen hat. Sondern: Was geht gerade in mir vor. Was und wie fühle ich in diesem Moment? Welche Gedanken gehen mir durch den Kopf. Mich selbst beobachten. Durch Meditation soll das möglich sein. Ich selbst habe diese Möglichkeit noch nicht genutzt, doch ich kenne mehrere Menschen in meinem Umfeld, die Meditation mit Erfolg praktizieren.

Sich selbst besser kennenlernen. Sich selbst sein Verhalten und den Umgang mit Gefühlen erklären können. Antworten auf die Fragen: Wer bin ich? und Wie bin ich? suchen Menschen manchmal ihr Leben lang. Vielleicht gibt es darauf auch keine einfache Antwort. Oder wir machen es uns zu kompliziert und stellen immer weitere Fragen, bis die Kernfrage aus den Augen verloren wird. Die eigene Identität unterliegt einem ständigen Wandel und Morgen bin ich nicht mehr der, der ich noch heute bin. Jeden Tag kommen neue Erkenntnisse, Erfahrungen, Erlebnisse dazu und bringen veränderte Gedanken und Gefühle zum Vorschein.

Der Titel dieses Buches lautet »Abenteuer Abstinenz«. Es könnte genauso gut »Abenteuer Mensch« oder »Abenteuer Leben« heißen. Für mich bedeutet Abstinenz auch: Mein Leben erfolgreich gestalten. Es geht um mein Leben, mein Dasein, meine Wahrnehmungen, meine Gefühle. Abstinenz beinhaltet in meiner Anschauung ebenso: Mich so gut kennenlernen, dass ich Herr über mich selbst sein kann! Das ist ein fortlaufender Prozess, der nie wirklich abgeschlossen sein wird. Genau das ist ja das Spannende daran. Ich bin als Mensch nie fertig. Ich habe unzählige Möglichkeiten mich zu entwickeln, in welche Richtung auch immer. Das ist meine Freiheit, die ich habe. Ich muss das aber auch erkennen und spüren. Neugierig sein auf Unentdecktes in sich selbst. Neugierig bleiben auf unterschiedliche Lebensvarianten. Interessiert bleiben an Entwicklungen und Menschen. Um offen für die Welt zu sein, sollte ich aber auch im Reinen mit mir selbst sein. Ich bin der Mittelpunkt. Von mir gehen meine Wahrnehmungen und die Bewertungen von Sinneswahrnehmungen aus. Meine Außenwelt ist so, wie ich sie sehe und einordne. Ich habe die Wahl: Nehme ich Leben als Last, wird Leben Last sein. Nehme ich Leben als Freude, so wird es Freude sein.

Bin ich überfordert mit dem Leben, habe ich augenscheinlich Defizite in meinen Möglichkeiten. Diesen Mangel zu beheben, ist meine Aufgabe. Diese wird mir niemand abnehmen. Ich kann mir Unterstützer und Begleiter suchen, um mich zu verbessern. Ich kann mich fortbilden auf Lehrgängen und Bücher lesen. Ich kann Gruppen besuchen und Erfahrungen sammeln. Es liegt an mir.

Abstinenz ist das, was Ich daraus mache

Mein persönlicher Weg zu einer zufriedenen Abstinenz besteht darin, bestimmte Grundregeln zu haben, bestimmte Grundwerte und diese nicht aus den Augen zu verlieren. Ehrlichkeit ist eine dieser Grundwerte. Zuverlässigkeit, Nachsicht, Toleranz, Flexibilität, Achtsamkeit, Akzeptanz, Gefühle wahrnehmen und annehmen … alles was sich gut anfühlt und mir hilft ein Leben ohne Alkohol zu führen. Genügten mir zu Beginn meines Weges die Hinweise und Ratschläge von Therapeuten und Gruppenmitgliedern, so habe ich mir mit der Zeit mein eigenes Wertesystem geschaffen, ganz nach meinen Bedürfnissen und Anforderungen.

Genügt einigen Betroffenen das bloße Weglassen von Alkohol, um darin Abstinenz zu sehen, so sehe ich darin für mich die Entdeckung von Möglichkeiten mit mir und meinem Leben umzugehen. Ein Stück Selbstfindung hat stattgefunden, welche mich befähigt gesünder mit meinen Gefühlen und den daraus entstehenden Emotionen umzugehen. Für mich habe ich begriffen, dass ich meine Gefühle wahrnehmen möchte und auch durchleben muss, wenn es keine schönen sind. Verdränge oder unterdrücke ich meine Empfindungen und Gefühle, so werden sie über kurz oder lang als Emotionen die nach außen drängen, sichtbar. Emotionen begreife ich als aufgestaute Gefühlsenergie, die sich dann mit Macht entlädt. Aus meiner leidvollen Zeit weiß ich, dass ich unangenehme Gefühle unterdrückt, verdrängt und betäubt habe. Dieses Verleugnen von Gefühlszuständen führte dazu, dass der innere Druck so groß wurde und sich entladen musste. Als ich noch Sport machte, konnte ich diese Energien ableiten in sportliche Aktivität oder ich habe über das gesunde Maß hinaus gearbeitet. Ich habe mich aber nicht gefragt, was diese

Gefühle für mich bedeuten, was sie mir sagen wollen. Wirklich in mich hineinhorchen und die Botschaft der Gefühle lesen, habe ich bis dahin nicht gelernt. Heute sind Gefühle ein wichtiger Schlüssel, um mit mir »klar« zu sein und gute Entscheidungen zu treffen. Würde ich von Emotionen geleitet, die stärker sind als der Verstand, so laufe ich Gefahr zu einseitig Entscheidungen zu treffen. Viel lieber habe ich eine Ausgeglichenheit zwischen den einzelnen Entscheidungsträgern, die in mir wohnen. Verstand und Bauchgefühl dürfen an einer guten Entscheidung beteiligt sein. Für mich bedeutet eine gute Abstinenz, dass ich mir über meine Wünsche, Interessen und Ziele im Klaren bin. Welche Richtung möchte ich gehen, wo im Leben möchte ich Schwerpunkte setzen, was sind meine Wichtigkeiten? Und ich möchte die Fähigkeiten entwickeln, die ich benötige, um eine zufriedene Lebensführung zu erleben. Fehlen mir bestimmte Fähigkeiten, so kann ich diese erlernen, indem ich mich weiterentwickele, mich meinen Ängsten stelle und Gefühle verstehe. Wahrnehmung und Achtsamkeit schulen, damit ich Signale einordnen kann und gesunde Entscheidungen treffe.

Ich möchte nicht mehr einer Selbsttäuschung und Lebenslüge gehorchen, sondern ich versuche mich realistisch zu betrachten und die Wahrheit über mich herauszufinden. Eine Lebensaufgabe!

Nachwort

Je länger ich nun über meine Ansicht zum Thema Abstinenz geschrieben habe, umso weniger Gewicht bekam das Thema Alkohol. Vielleicht fällt es mir deshalb relativ leicht ohne Alkohol leben zu können und mein Leben überwiegend zufrieden zu gestalten.

Ich selbst reduziere mich nicht mehr auf »den Alkoholiker« oder »den Suchtkranken«, sondern ich sehe mich einfach als Mensch, der an seiner Persönlichkeit »feilt«, um meinem wahren Ich näher zu kommen. Selbstfindung ist für mich das Abenteuer schlechthin und der Umgang mit Leben bleibt spannend, jeden Tag aufs Neue.

Mein 5. Buch ist nun erstellt und ich wünsche mir, dass dem Leser dadurch Anregungen zum Nachdenken entstanden sind und dem Suchenden durch meine Zeilen Antworten gegeben wurden.

Sollten Fragen aufgekommen sein, bin ich gerne bereit meine Antworten darauf zu geben.

Meine E-Mail: ver.toni@t-online.de

HP: www.ein-alkoholiker-erzählt.de
Bisher erschienen:

Wege der Vergangenheit	ISBN: 978-3-86582-282-6
Der Trockene Weg	ISBN: 978-3-86582-248-2
Das Erste Trockene Jahr	ISBN: 978-3-86582-444-8
Mach Dich Un-Abhängig	
Vom Sollen zum Wollen	ISBN: 978-3-95645-485-1

Einen besonderen Dank möchte ich meiner Kollegin Janina sagen, welche sich bereit erklärt hat Korrektur zu lesen, damit die aktuelle Rechtschreibung und Kommasetzung stimmt.

Über mich

Mein Name ist Anton Erhart, 1964 in Süddeutschland geboren und aufgewachsen.

Seit 1996 bin ich trockener Alkoholiker und 2004 konnte ich auch das Rauchen hinter mir lassen. Zwei Jahre später veröffentlichte ich meine ersten beiden Taschenbücher und 2008 begann ich Vorträge über meine Sucht an Schulen zu halten. Im gleichen Jahr absolvierte ich meine erste Suchthelferausbildung.

2010 begann ich hauptberuflich Menschen mit Abhängigkeitserkrankungen ambulant zu betreuen und seit 2012 bin ich ehrenamtlicher Mitarbeiter der örtlichen Fachstelle für Sucht und Suchtprävention. Dort leite und moderiere ich die so genannte Motivationsgruppe.

In unregelmäßigen Abständen schreibe ich über meine Erfahrungen mit Sucht und Erlebnisse mit der Abstinenz. Daraus entstehen dann nach und nach die Taschenbücher. Schreiben als 2. Therapie könnte man es nennen. Anhand einfacher Erklärungen mache ich Abhängigkeit und ein Leben ohne Suchtmittel verständlich.